내게 맞는 안전한 병원 찾아가기

NO.1 병원 찾기

이진영 지음

메이킹북스

NO.1 병원 찾기
내게 맞는 안전한 병원 찾아가기

초판 1쇄 발행 2023년 5월 25일

지은이 이진영
펴낸이 장현수
펴낸곳 메이킹북스
출판등록 제 2019-000010호

디자인 박단비
편집 박단비
교정 강인영
마케팅 장윤정

주소 서울특별시 구로구 경인로 661, 핀포인트타워 912-914호
전화 02-2135-5086
팩스 02-2135-5087
이메일 making_books@naver.com
홈페이지 www.makingbooks.co.kr

ISBN 979-11-6791-376-0(03510)
값 16,800원

ⓒ 이진영 2023 Printed in Korea

잘못된 책은 구입하신 곳에서 바꾸어 드립니다.
이 책의 전부 또는 일부 내용을 재사용하려면 사전에 저작권자와 펴낸곳의 동의를 받아야 합니다.

메이킹북스는 저자님의 소중한 투고 원고를 기다립니다.
출간에 대한 관심이 있으신 분은 making_books@naver.com으로 보내 주세요.

내게 맞는 안전한 병원 찾아가기

NO.1 병원 찾기

이진영 지음

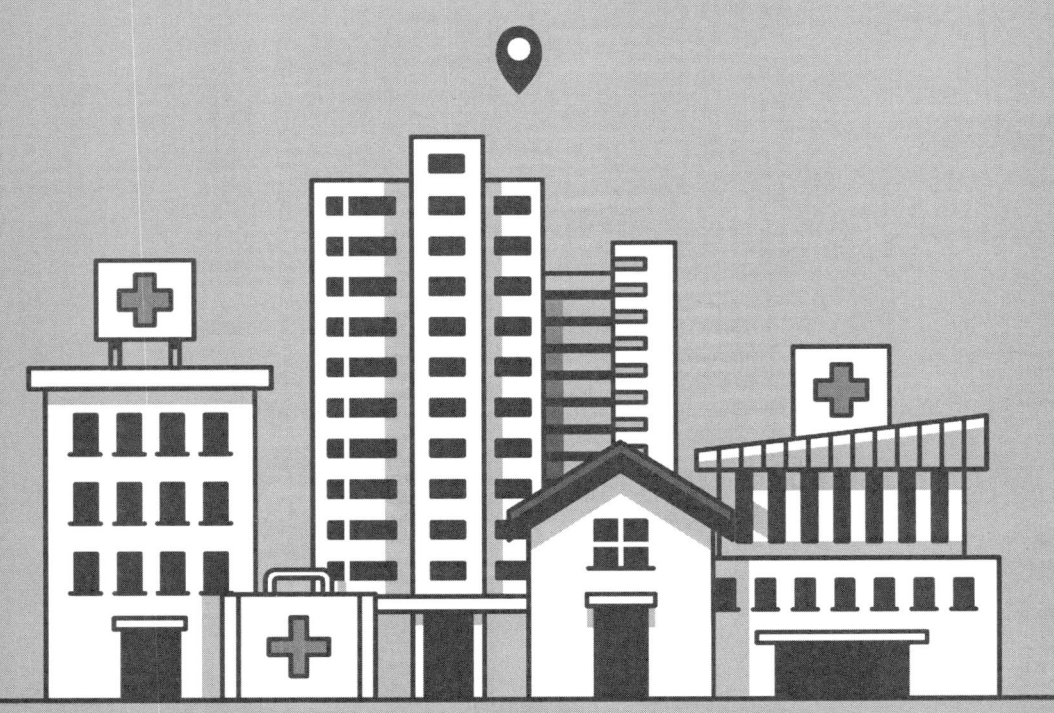

메이킹북스

Prologue

갑자기 예상하지 못한 질병을 발견하게 되거나 주변의 누군가가 아프게 되면 우리는 어떤 병원을 선택할까?

사람들은 몸에 이상이 있으면 병원을 방문한다. 전국에는 7만여 개의 의료 기관이 있고 이렇게 많은 의료 기관 중 어느 곳을 선택해야 할지 고민하게 된다. 규모가 작은 곳으로 갔다가 잘 치료받지 못하거나 치료 중간에 큰 병원으로 옮기라고 한다면 처음부터 검사를 다시 시작해야 하는 거 아닌가 하는 불안함이 생기기도 한다. 혹은 작은 규모의 병원에서 시술이나 수술을 받을 때 어떤 응급 상황이 생긴다면 잘 대처할 수 있을까 하는 의문도 생긴다.

그런 이유로 대부분의 사람들은 대형 병원을 먼저 찾는다. 만약 본인의 질환에 대해 어느 정도 알고 있다면 그 분야에서 유명한 의사를 찾아가기도 한다. 사람들은 우리나라에서 최고라고 일컬어지는 상위 병원의 경우 진료뿐만 아니라 그 외 다른 부분도 최고일 것으로 생각하고 큰 병원을 찾는다. 특히 가족 중 누군가가 아프게 되면 사람들은 그 분야에서 명의라고 소문이 난 의사를 찾아본다. 우리나라에서 최고라고 생각하는 상위 대형 병원에 가기 위해 예약 대기 시간이 오래 걸리더라도 기꺼이 기다린다.

소문난 의사를 찾는 것은 의외로 쉽다. TV 프로그램에 많이 출연하거나 각종 매체에서 'OO 질환에 대가!', 'OO 질환 명의!'와 같은 단어가 쓰인다면, 은연중에 '아~ 그 의사가 그 질환에 유명하지?' 하고 떠올리게 된다. 명의라고 소문이 나면 그 의사는 특정 질환 질병에 대해 치료 경험이 많고 그 질병에 관한 다양한 형태의 경험이 많다고 여겨지기 때문에 환자는 명의를 찾아가게 된다. 직접 진료를 받고 만족할 만한 결과를 얻었다면, 자신이 경험한 결과를 가족과 주변 사람들에게 소개하고 추천하면서 명의의 예약 환자는 더욱 늘어난다. 소문난 명의에게 진료를 받으려면 1년 이상 대기해야 하는 현상까지 일어난다. 은연중에 우리는 작은 병원, 동네 의원에 가면 만족스러운 진료를 볼 수 없을 뿐 아니라, 잘못하다가 병을 더 악화시켜 고생할지도 모른다는 두려움 때문에 오래 기다려서라도 대형 병원에서 진료받기를 선택한다.

과연 우리나라에서 알려진 상위 대형 종합 병원을 찾아가는 것, 또는 대중에게 알려진 명의를 찾아가는 것은 올바른 병원 선택이라고 할 수 있을까?

의료 기관을 찾는 기준은 질병의 위급성이나 중증도에 따라 선택 요인이 달라진다. 간단한 약물 복용으로 치료가 되거나 간단한 검사로 치료가 되는 가벼운 질환같이 덜 위급하고 중증도가 낮은 질환의 경우는 거리가 가깝거나 교통이 편리하여 찾아가기 쉬운 곳 중에서 의사가 진료를 잘 보는 곳, 주변이나 지인들이 다니는 병원 등을 고려하여 선택한다. 반면 중증도가 높은 질환의 경우에는 병원의 전문성이나 규모를 가장 우선적으로 고려하고 의사들의 실력이나 기타 서비스의 질이 높은 곳을 선호한다.

중증도에 따라 병원 선택 기준은 약간 다르지만, 의사의 진료 능력은 병원 선택의 기본적 요구 사항이다. 진료 능력을 바탕으로 그 외 친절, 신속성, 접근성, 병원의 이미지, 진료비, 의료 시설 및 환경 등 병원을 이용하면서 생기는 여러 상황을 비교해 보고 선택한다.

예전 병원들은 환자들의 서비스 만족에 중점을 두어 병원을 관리하였다. 의료법이 개정되고 각종 매체들을 통해 환자 안전과 관련한 의료 정보를 쉽게 접하면서 병원에서 발생하는 환자 안전사고와 병원 감염 관리를 무엇보다 중요하게 여긴다.

병원 입구를 들어가는 순간부터 여러 상황을 맞닥뜨리고 수 없이 많이 노출된 병원 선택 요소를 경험한다. 병원 선택에 대한 기대를 안고 유명한 병원을 찾아갔는데, 의사의 진료와는 상관없이 병원 환경으로 인한 감염이 발생하거나 의사의 처방을 잘못 수행한 직원 때문에 원치 않은 사고가 발생할 수도 있다. 사고는 예고하지 않고 찾아온다. 병원 선택에 있어 평소 병원에서 환자를 어떻게 진료하는지, 직원들은 어떻게 간호하고 환자를 대하는지 파악하는 것이 중요하다.

전국에 있는 의료 기관은 총 72,769개로 조사되고 있다(22.11월 말 기준). 그중 병원급 이상 의료 기관이 4,255개소이며 의원급은 68,514개소(조산원 포함)이다. 이렇게 7만개 이상 되는 수많은 의료 기관 중 안심하고 방문할 수 있는 기관은 얼마나 될까? 만족스러운 진료를 볼 수 있는 기관은 얼마나 될까?

병원에 자주 가지 않는 사람들은 내가 방문한 병원이 무엇을 잘못하고 있는지, 어떤 행위를 잘못하면 어떤 문제가 발생할 수 있는지 잘 알지 못한다. 병원을 방문하기 전 여러 사례를 통해 병원에서 발생할 수 있는 상황에 대해 살펴보고 어떤 것들을 염두에 두고 확인해야 하는지, 그리고 어떤 병원을 선택해야 하는지 글을 읽는 독자에게 도움이 되고자 한다.

당신은 이렇게 많은 병원 중 과연 어느 병원을 선택하시겠습니까?

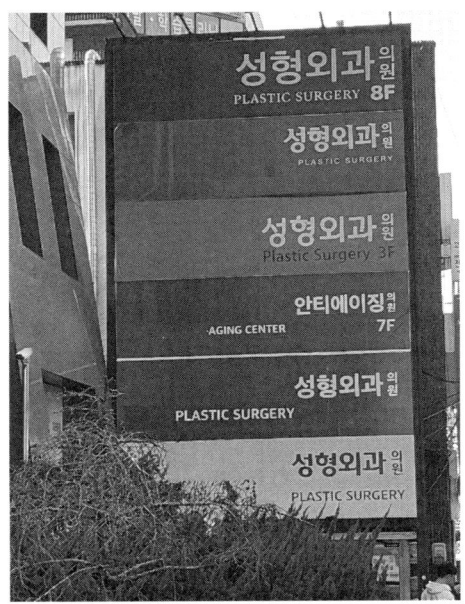

목차

Prologue   4

I. 진료(거기 괜찮아요?)   13
- 1차, 2차, 3차 병원이 뭐예요?   14
- 거기 진짜 진료 잘 봐요! 진짜 명의네요, 명의!   18
- 저는 몸이 아프면 제일 먼저 여기 와요!   24
- 인터넷 홍보가 엄청 많은 곳! 후기가 엄청 좋은 곳!   29
- 병원은 무조건 제일 큰 병원이지!!   36
- 거기 소아과 맞나요?(진료 과목 구분)   53
- Speak up! 모르는 것은 물어봐야지요!   60
- 병원 진료 관련 앱(Application) 사용하세요?   64
- 야간이나 주말, 응급실 어디로 가야 해요?   70

II. 직원의 중요성   73
- 거기 직원 어때요? 의사 선생님은요?   74
- 지금 진료되지요? 원칙이 없는 병원!   80
- 어디로 가면 되나요? 이제 뭐 하면 되죠?   93
- 검사 중 무슨 일이 있었던 거야?   100
- 직원들이 왜 다 말이 달라요?   104

○ 병원 신고 어디에 하나요? 109
○ 불만족을 표현하면 바로 전화가 와요! 120
○ 그 병원 너무 감동했어요! 123
○ 똑똑한 직원이 좋아요! 129

III. 의료 기관에서 환자 안전 135
○ 환자분 성함이 어떻게 되세요? 138
○ 이 주사 언제 끝나요? 얼마나 걸려요? 153
○ 주사약을 잘못 맞았어요! 158
○ 수면 내시경 후 침대에서 떨어졌어요! 167
○ 못 보던 약이 있는데 이게 맞나요? 174
○ 병원에서 불이 나면 어떻게 하지? 182
○ 오른쪽? 왼쪽? 잘못된 영상 검사 192
○ 예방 주사 오접종? 199
○ 이거 사고 맞죠? 212
○ 조영제 맞고 깜짝 놀랐어요! 224

IV. 의료 기관의 감염 관리　　　　　　　　　231

- ○ 손은 씻으셨나요?　　　　　　　　　　　232
- ○ 수액, 주사가 오염됐다고요?　　　　　　240
- ○ 수액 유효 기간이 지났어요!　　　　　　251
- ○ 거기 감염 관리 직원 있어요?　　　　　　257
- ○ 병원이 너무 더러워요! 그 병원 관리 잘 되나요?　263
- ○ 치료받고 고름이 생겼어요　　　　　　　267
- ○ 병원에 있으면서 감염이 생겼어요!　　　276

부록 1. 수액 속도 계산법　　　　　　　　　290

- ○ 수액 속도 계산법　　　　　　　　　　　290

부록 2. 환자 안전사고 보고 학습 시스템　　295

- ○ 의무 보고 기준　　　　　　　　　　　　296

부록 3. 의약품 검색　　　　　　　　　　　298

Epilogue	300
참고 자료	303
추천사	304

Ⅰ. 진료(거기 괜찮아요?)

1차, 2차, 3차 병원이 뭐예요?

거기 진짜 진료 잘 봐요! 진짜 명의네요, 명의!

저는 몸이 아프면 제일 먼저 여기 와요!

인터넷 홍보가 엄청 많은 곳! 후기가 엄청 좋은 곳!

병원은 무조건 제일 큰 병원이지!!

거기 소아과 맞나요?(진료 과목 구분)

Speak up! 모르는 것은 물어봐야지요!

병원 진료 관련 앱(Application) 사용하세요?

야간이나 주말, 응급실 어디로 가야 해요?

○ 1차, 2차, 3차 병원이 뭐예요?

　진료를 잘 받으려면 우리나라 의료 체계에 대해 알아야 한다. 사람들이 병원을 구별하는 기준은 규모일 것이다. 동네에서 작게 운영하면 의원이나 중소 병원, 규모가 크고 여러 진료과를 세부적으로 운영하면 종합 병원 혹은 대학 병원이라고 생각한다. 대학 병원이라고 하더라도 모든 병원이 상급 종합 병원은 아니다. 법에서 정한 진료 과목을 운영하면서 기준에 의한 병상 수를 가지고 있으면 병원과 종합 병원으로 분류된다. 특정 질환 혹은 진료 과목에 대해 난이도가 높은 의료 행위를 하는 곳은 전문 병원이다. 의학이 아닌 한의학에 기본을 둔 곳은 한방 병원, 치과 문제만을 치료하는 치과 병원 등 병원의 종류는 다양하다. (의료법 제3조)

　보통 1차 의료 기관은 의원(치과 의원, 한의원 포함)이나 보건소 등을 일컬으며 30인 미만의 병상을 갖추고 있으면서 외래 환자 위주의 진료를 한다.
　2차 의료 기관은 30인 이상의 병상 수를 보유하고 있는 병원, 치과 병원, 한방 병원, 요양 병원, 정신 병원이나 100개 이상의 병상 수를 보유하고 있는 종합 병원을 말한다. 2차 의료 기관 중 종합 병원은 100인 이상 300인 이하의 병상 수를 운영하며, 법적 기준인 7개 진료 과목 이상을 운영해야 한다. 300 병상 초과 시는 필수 과목을 포함하여 9개 이상의 진료 과목을 운영해야 하고 각 진료 과목마다 전속 전문의를 두어야 한다. 2차 의료 기관 중 종합 병원 안에 상급 종합 병원에 포함되지 않은 많은 대학 병원들이 속해 있다.

3차 의료 기관은 상급 종합 병원으로 부르며, 500 병상 이상을 운영하고 필수 진료 과목을 포함하여 20개 이상의 진료 과목과 각 진료 과목마다 전문의 1명 이상을 필수로 보유해야 한다. 상급 종합 병원은 3년에 한 번 평가를 시행하여 재지정받아야 하며 현재(2021~2023년) 전국 45개소가 상급 종합 병원으로 지정받아 운영 중이다.

의료 기관의 종류

1차 의원급 의료 기관	2차 병원급 의료 기관	3차 상급 종합 병원 의료 기관
• 30 병상 미만 병상 보유 • 외래 위주 환자 진료	• 30 병상 이상 500 병상 미만 보유 • 진료과 7개 이상 운영 • 300 병상 이상은 9개 진료과 운영	• 500 병상 이상 병상 보유 • 20개 이상 진료 과목 및 각 진료 과목 전문의

의료 기관의 종류별 표준 업무 규정(2020.07.01.시행) 행정 규칙의 8조 별첨에 따르면, 1차 기관인 의원은 간단하고 흔하게 발생하는 질환, 상담 및 관리 등 외래 진료를 통해 환자의 상태가 악화되는 것을 예방할 수 있는 질환 위주의 진료를 수행하고, 2차 기관인 병원과 종합 병원은 일반적인 입원, 수술, 분야별로 보다 전문적인 관리가 필요한 질환 위주의 진료, 3차 기관인 상급 종합 병원은 고난이도의 치료 기술, 특수 시

설과 장비의 활용이 필요한 중한 질환, 희귀 난치성 질환의 진료를 보도록 구분하여 예시로 고시하였다.

　사람들은 1차 의료 기관, 2차 의료 기관, 3차 의료 기관에 대해 잘 알지 못하고 조금이라도 몸에 이상이 있을 경우, 무조건 3차 병원을 가려는 경향이 있다. 기관의 종류에 따라 국민 건강보험 환자 부담률이 다르게 설정되는데, 1차 병원의 경우는 진찰료와 검사료 총액의 약 30%만 환자가 부담하면 되지만 2차 병원 중 병원은 40%, 종합 병원의 경우 진찰료 및 검사료 총액의 약 50%를 환자가 부담해야 한다. 3차 병원은 진찰료 비용 100%, 나머지 요양 급여 비용 60%를 환자가 부담해야 하고, 경증 질환 때문에 상급 종합 병원 외래 진료를 받았다면 요양 급여 비용 총액의 100%를 환자가 부담해야 한다. 만일 경증 증상인 감기 진료를 받으러 3차 기관을 이용했다면, 1차 기관을 이용하는 것보다 7-8배 이상 비용이 더 나올 수 있다. 그런 데다가 3차 기관 진료를 받기 전 예약이 필수여서 진료를 받을 때까지 훨씬 더 많은 시간이 소요된다.

　병원 진료비는 병원 진료 시간에 따라 가산금이 적용된다. 일요일이나 공휴일과 야간 시간에 환자를 진료하면 기본 진찰료에 30%가 가산되며 약국 또한 조제 기본료에 30%가 추가된다.
· 야간 : 오후 6시부터 다음 날 9시까지
· 토요일 : 오후 1시부터 다음 날 9시까지
· 일요일을 포함한 모든 공휴일
(만 6세 이하 소아 야간 기준 별도 : 평일 오후 8시에서 다음 날 오전

7시까지)

　이렇듯 1차, 2차, 3차의 병원 종별에 따라 진료비가 다르기 때문에 진료비가 비쌀수록 환자가 지불해야 할 금액은 많아진다.

　1차 기관 의원을 방문할 경우 혜택이 주어지는 연령이 있다. 65세 이상 환자가 의원, 치과 의원, 보건 의료원(한방과)을 방문할 경우 요양 급여 비용 총액이 15,000원 이하이면 본인 부담금은 1,500원이며, 비용 총액에 따라 본인 부담액이 10-30%로 설정되어 많은 혜택이 주어진다.

　환자의 질환에 따라 1차 기관을 방문하는 것이 좋은지, 2차 기관을 방문하는 것이 좋은지 판단하고 병원 선택을 하는 것이 좋다. 1차 기관을 방문해야 하는 질환인데도 불구하고, 기관의 기준에 맞지 않는 질환으로 상위 병원을 방문한다면, 비용은 많이 지불함에도 불구하고 만족할 만한 결과를 얻지 못해 난감한 경험을 할지도 모른다.

○ 거기 진짜 진료 잘 봐요! 진짜 명의네요, 명의!

사람들이 하는 "거기 진료 괜찮아요? 거기 어때요?"라는 질문에는 '의사가 확실히 질병에 대한 진단을 잘 내리는 거 맞나? 치료 잘 해 주시나? 진료를 받으면 확실히 아픈 곳이 없어지냐? 진료비는 적절하냐? 막 이것저것 검사를 강요하고 진료비를 비싸게 받는 거 아니냐?' 등 여러 가지 의미가 포함되어 있다.

병원 선택에 있어서 가장 큰 영향을 미치는 요소는 의사의 전문성과 아픈 곳의 명확한 진단 및 치료이다. 그리고 바로 이전에 겪었던 다른 병원들과의 진료 경험을 비교해 보고 가장 괜찮다고 생각한 병원을 선택하여 방문할 것이다. 한 번 가 봤는데 만족스러웠으면 주위에 자신의 경험을 이야기하며 추천할 것이고, 비슷한 증상으로 어디를 갈 것인지 결정하지 못한 사람들에게는 그 추천이 병원을 선택할 수 있게 도와주는 정보가 된다.

처음 환자들은 몸에서 불편감이 느껴지면 대부분 집에서 가까운 병원이나 내가 있는 곳에서 쉽게 이용할 수 있는 병원을 먼저 찾는다. 이때는 몸에 나타나는 증상들이 별로 크게 아프지도 않고 대수롭지 않은 증상들이라 간단한 약만 처방받아 증상만 없애면 된다고 생각한다. 그리고 '아픈 곳이 어디인지 금방 찾아 해결해 주겠지?' 하는 기대로 방문한다. 이런 곳은 대형 병원처럼 대기가 길지도 않고 상황에 따라서는 원하는 시간을 이용하여 적기에 진료를 받을 수 있다.

요즘은 1, 2차 병원들도 간단한 시술 치료가 가능한 데다, 질환에 대한 전문 병원들도 많이 생기면서 대형 병원을 이용하는 것보다 더 빠른 진단이 나오기도 한다. 이런 이유에서 오히려 사람들은 치료에 경험이 많은 의사가 작은 규모로 오픈한 곳을 더 찾기도 한다. 대형 병원은 대기 환자가 많고 예약 후 진료를 보는 데 시간이 오래 걸리기 때문이다. 무엇보다 빠른 시간에 내가 어느 곳이 이상이 있는지 진단해 주고 증상이 있는 곳을 신속히 해결해 줄 수 있는 기관을 찾아보게 된다.

보통 내 상태에 대한 진단이 내려지고 질병명이 나오게 되면, 이 질병이 간단한 치료로 나을 수 있는 정도인지 아닌지를 판단하고 만약 수술이나 시술이 필요하여 여러 진료과의 협력 의뢰가 필요한 경우에는 대형 병원을 찾아가게 되거나 그 진단에 따른 유명한 의사와 질환에 대한 정보를 검색하기 시작한다.

요즘은 진단명을 인터넷 검색 창에 적고 엔터 키만 누르면 관련 정보가 물밀듯이 쏟아져 나온다. 사람들은 TV에 명의로 노출되어 나오는 의사 또는 각종 매체(신문 기사나 인터넷 글 등)에서 어느 질환에 명의라고 인정하고 있는 의사에게 진료받기를 원한다. 이런 유명 의사의 진료는 보통 길게 1년까지 예약이 밀려 있기도 하다. 단순히 방송의 힘은 아닐 것이다. 한 번 진료를 보고 간 환자들이 본인이 받은 진료 경험이 너무 만족스러워서 주변 친지나 가족, 지인에게 병원과 의사를 소개하기 시작하면서 입소문이 나기 시작한다. 또 어떤 사람들은 진료 경험이 너무 만족스러워서 자발적으로 병원 이용 후기나 질병 치료기를 남기기도 하는데, 이런 정보는 인터넷 검색만으로도 충분히 명의를 찾을 수 있게 만든다.

그러나 방송에 명의로 소개된다고 많은 사람이 지속적으로 방문하는 것은 아니다. 평소대로 환자 진료를 보는데 우연한 기회에 명의라며 방송에 노출된 의사가 있었다. 어느 날부터 병원에 환자들의 전화로 문의가 빗발치더니 담당 예약 직원을 따로 두어야 할 정도로 병원 관련 문의가 쇄도하였다. 그러나 이런 상황이 2-3주 지속되더니 시간이 지나면서 점점 전화 문의가 줄어들기 시작한다. 결국엔 이런 상태가 한두 달 지나고 나니 어느 순간 방송 출연 전과 별반 다를 것이 없어졌다.

왜 이럴까?

방송을 보고 진료를 받은 환자들이 다른 곳의 진료와 별반 다르지 않고 오히려 이전 다른 병원을 방문했던 경험이 더 낫다고 생각하면 다른 사람에게 굳이 추천하지 않고, 더 이상 본인도 방문하지 않기 때문이다.

의사의 진료 능력은 대부분의 사람들이 병원을 선택하는 가장 중요한 이유이다. 의사는 의학적 판단에 따라 환자를 진단하고 그 치료 방법을 선택할 권한을 가지고 있는데, 그 판단 결과에 따라 환자의 질병 치료 정도는 크게 영향을 받는다. 환자는 진료를 보고 의사에 대한 신뢰가 있을 때 지속적으로 그 병원을 이용하겠지만 때로는 받았던 진료가 본인이 용납하지 못하는 상황을 발생시키기도 한다. 그 상황이 간단히 해결이 가능하면 다행이지만 해결할 수 없는 상황인 경우 의사에게 항의하거나, 항의가 가능한 수준을 넘었을 때 환자는 의료 사고 아닌가 하여 법을 기반으로 변호사를 찾기도 한다.

'명의'와 '의료 사고' 하면 가장 생각나는 사건이 2014년에 발생한 가수 신해철 사망 사건이다. 기사들에 따르면 신해철 씨는 2009년 위 밴드 수술을 받고 2012년 이를 제거했었는데 2014년 10월 위경련으로 병원을 찾았다가 장 협착이 발견돼 수술을 받고 혼수상태에 빠지며 사망하였다. 이때 의사는 원인이 되는 수술 외 위 축소 수술(위를 접어서 축소시키는 수술)을 환자 본인이나 가족의 동의 없이 독단적으로 시행한 것이 추가적으로 밝혀지기도 했다. 이 사건의 가장 놀라웠던 사실은 방송에서 '명의다, 한국의 슈바이처다'라며 많은 기사의 주인공이었던 의사가 신해철 수술을 담당했다는 것이었다. 많은 기사들은 이 의사가 위 밴드 수술 1세대며 다수의 수술 경력과 위 밴드 연구회를 이끄는 유명한 스타 의사라는 것을 홍보했었다. 후에 알려진 사실들은 방송에서 보여지는 이미지와는 전혀 달랐다. 이 의사에게 수술을 받은 위 절제술 환자, 위 밴드 수술 환자, 혈전 제거술 환자들이 사망했던 사실들이 밝혀졌다. 2014년 환자의 혈전을 제거하는 수술을 하던 중 혈관을 찢어지게 해 사망에 이르게 했는데 이 과정에서 또 동의 없이 개복하여 맹장을 제거한 것이 기사화 되기도 했다.

'명의(名醫)'의 사전적 의미는 병을 잘 고쳐 이름난 의원이나 의사라고 정의되어 있다. 인터넷 검색 창에 명의라고 두 글자를 작성하면 수많은 명의 단어가 들어간 기사들이 쏟아져 나온다. 대부분 기사들은 EBS에서 방영되는 '명의'에 출연하였거나 누군가가 올려놓은 각 질환별 명의 리스트, 신문사에서 뽑아놓은 명의 리스트에 나온 명의들에 대한 글이다. 명의로 어떻게 선정해 놓은 것인지 그 정확한 기준은 알 수 없지만 누군가의 추천을 받고 다각도로 검증을 하여 선정하였을 것이다.

이렇게 명의로 선정된 의사가 나에게도 명의일까?
사람들은 최소한의 검사로 환자 상태를 보고 아픈 곳을 정확히 집어주는 사람을 명의라고 한다.

"보기만 해도 딱 알아!"

보기만 해도 딱 알아? 난 이 말이 참 위험스럽게 느껴진다.
검사를 안 하고 보기만 해서 진단을 내려 치료하다가 점점 병을 키운다면….
치료할 시기를 놓쳐 버리고 손쓸 겨를도 없이 사망한다면….
생각만 해도 참 끔찍하다.

환자 상태를 잘 관찰하고 의심되는 질환에 필요한 검사를 시행하는 의사.
시행한 검사 결과를 확인하고 빠른 진단을 내려 주는 의사.

치료에 바로 들어갈 수 있도록 해 주는 의사.
이런 의사가 진짜 명의 아닐까?

○ 저는 몸이 아프면 제일 먼저 여기 와요!

　동네에서 괜찮다고 좋다고 입소문 난 곳에 감기약을 처방받기 위해 방문하였다. 역시나 좋다고 소문난 곳은 환자들이 많다.

　병원을 방문하다 보면 아이를 맡길 곳이 없어 아이와 항상 같이 가게 되는데, 아이 때문인지 주위 환자들이 말을 많이 시킨다. 더군다나 대기 시간이 길어지다 보면 방문한 다른 환자들과 할 수 없이 이야기를 나눠야 할 상황이 종종 생긴다. 나는 사실 급한 성격 때문에 오랫동안 느긋하게 앉아서 기다리는 것을 잘못한다. 대기 시간이 어느 정도 길어지기 시작하면 짜증이 나기 시작한다. 대부분의 환자들이 나와 비슷하지 않을까?

　이 병원을 이용한 경험이 있는 사람이면, 이 병원은 대기 시간이 긴 병원이라는 것을 알고 방문하기 때문에 오래 기다려야 한다는 것을 당연하게 생각할 것이다. 다니던 환자들은 본인 차례를 확인한 다음 느긋하게 당연한 듯 기다리겠지만, 처음 방문한 사람들은 소문을 듣고 방문했음에도 불구하고 대기 시간 때문에 밀려오는 짜증은 어쩔 수 없을 듯하다.

　나는 기다리다 긴 한숨을 내쉬고 혼잣말했다.

"하아~ 진짜 오래 걸리네…."

내 말을 들은 옆에서 앉아서 대기하고 있던 할머니가 나를 보고 웃더니 얘기한다.

"아이고~ 여기는 원래 많이 기다려. 그래도 진료를 의사 선생님이 참 잘 봐. 나는 여기서 당뇨약도 타고, 고혈압 약도 타는데 당뇨도 여기 선생님이 처음으로 발견했잖아! 참 잘 봐, 최고야 최고! 그래서 오래 기다리니까 조금만 더 기다려 봐."

그러다 잠시 후에 또 이야기한다.

"그리고 얼마나 설명을 잘해 주는지 몰라. 여기 의사 선생님은 설명도 참 잘해. 내가 다른 곳도 가 봤는데 다른 곳은 설명 같은 거 없고 그냥 약만 줘! 그냥 여기가 제일이야. 이따 들어가 봐!"

주위를 살펴보니 대기하는 사람들의 대부분은 오래 기다려도 다 그러려니 하면서 각자 핸드폰을 보거나 별 대수롭지 않게 느긋하게 기다리고 있다.

'의사 선생님이 그렇게 맘에 드나?'

그렇게 내 차례가 되었고, 진료를 받아 보니 확실히 환자들의 말이 무슨 이야긴지 이해가 간다. 의사 선생님은 말투부터가 친절하시다. 그리고 내가 하는 이야기를 끝까지 주의 깊게 들어주셨다.

어떤 곳은 가면 간단한 증상만 물어보고 약 처방 후 완료됐다며 그냥 끝내는 곳들이 태반인데, 뭔가 내 이야기를 다 듣고 나서 하나하나 해당 약을 처방해 주신 것 같아서 신뢰가 간다. 또 어떤 설명에선 A4 종이에 그림까지 그리며 설명해 주신다. 모든 환자들에게 이해가 가도록 설명해 주시고 주의 사항까지 얘기해 주시니 '아~ 그래서 환자들이 많았구나!' 하고 그냥 바로 수긍이 된다.

대신 그렇기 때문에 대기 시간이 오래 걸린 것이다.

어느 병원을 가면 내가 증상이나 궁금한 것에 대해 질문을 하면 답을 주는 것이 아니라 "아. 그래요? 왜 그럴까?" 하고 오히려 반문을 하시는 분들도 있다. 나도 내가 왜 아픈지 원인을 찾으러 온 것인데 오히려 저런 질문을 받게 되면 '이 반응 뭐지?' 하고 얼떨떨하다가 내가 한 질문에 대한 답도 못 듣고 그냥 나오기도 했다.

또 어떤 병원에서는 설명을 해 주시기는 하는데 의학 용어를 사용하며 잘 알아듣지 못하게 말씀하시는 곳도 있었다. 대충 분위기나 느낌으로 알아듣거나 내가 듣고 싶은 말만 선택적으로 듣고 진료실을 나올 때도 있었다. '음, 간호사인 나도 못 알아듣는데 일반 환자들은 무슨 소리인지 알기나 할까?' 싶기도 했다. 설명을 하시는 의사 선생님은 환자에게 많은 걸 알려 주셨다고 생각하실 수도 있는데, 정작 환자는 무슨 이야기인지 이해 못하고 그냥 진료실 밖으로 나온다.

질병에 따라 음식을 주의해서 먹어야 하고, 절대 하지 말아야 할 행동들이 있다. 이것을 환자에게 직접 설명하지 않거나 환자가 이해하지 못하는 언어를 사용하여 설명하는 경우, 환자는 그 질병이 어떤 질병인지, 무엇을 주의해야 하는 것인지 제대로 이해하지 못한다. 이런 경우 환자는 병원에 다니면서 약도 계속 복용하고 있으니까 괜찮겠지, 하고 하지 말아야 할 행동을 조심하지 않게 되면서 질병이 더 심각하게 진행되도록 방치하는 결과를 초래하기도 한다.

상황을 예를 들자면 간이 좋지 않아 진료를 보는 A씨에게 의사가 "술이 문제네요. 술 좀 줄이시고 조금만 드세요!"라고 했다고 가정해 보자. 같이 들어간 보호자는 술을 이제 먹지 말고 끊자고 생각할 수 있지만 의사 얘기를 들은 환자는 술을 먹어도 되는데 양만 조금 줄이라는 얘기로 듣고 반응할 수 있다. 하루 4, 5병 소주를 먹는 환자가 본인 기준에서 1병에서 2병 정도로 줄여도 줄이는 거니까 그렇게만 해도 된다고 생각할지도 모른다.

설명을 잘하는 의사.
내가 알기 쉬운 단어를 써 가며 자세히 설명해 주는 의사.
내가 지켜야 할 것과 주의해야 할 것 등을 자세히 알려 주고 잘못했을 때 향후 어떤 문제가 생길 수 있다고 알려주는 의사.
환자가 쉽게 이해하고 행동을 따를 수 있도록 행동 교정까지 가능하도록 구체적으로 설명해 주는 의사.

이런 곳은 당연히 환자가 많지 않을까?

의사에게 이런 설명을 직접 듣는 환자는 본인이 앞으로 어떻게 해야 하고 무엇을 주의해야 하는지를 정확히 알기 때문에 치료 회복도 빠를 뿐더러 더욱 건강한 삶을 유지할 수 있을 것이다.

◯ 인터넷 홍보가 엄청 많은 곳! 후기가 엄청 좋은 곳!

　1990년대 말부터 초고속 인터넷 통신망 구축이 빠르게 이루어졌다. 한국은 세계 최고 수준의 인터넷 속도를 자랑하며, 초고속 인터넷 인프라가 가장 빠르게 보급되는 나라이다. 그에 따라 한국의 핸드폰 보급률은 세계 최고를 자랑하며 특히 핸드폰 사용자 90% 이상이 스마트폰 사용자로 아무 곳에서나 쉽게 얻고자 하는 정보를 얻을 수 있다.

　많은 사람이 스마트폰을 사용하기 때문에 언제 어디서든 인터넷이나 각종 SNS에서 수많은 정보를 접하고 습득할 수 있다. 사람들은 내 몸 어딘가가 좋지 않을 때 검색 창에 '왜 그러지? 무슨 질병이 있는 건가? 어디를 가야 하지?' 하고 찾아본다.

　검색 창에 증상이나 질병 이름을 작성하고 엔터를 누르면 관련 정보 수십 개가 검색되는데, 그 정보에는 질환을 치료하는 병원의 후기나 해당 질병 관련 병원들의 이름도 있다. 여러 글을 읽다 보면, 어떤 기관은 정말 진료 만족도가 높아 진료를 경험한 환자들이 자신의 경험담을 작성해 놓은 곳도 있고, 어떤 기관에 작성되어 있는 정보들은 과장된 홍보 마케팅용으로 보이는 것들이 있다.

　새로 개원한 병원은 병원을 주위에 알리기 위해 광고를 하거나 병원

경영을 위해 더 많은 환자를 끌어들이기 위한 목적으로 비용을 들여 홍보 마케팅을 많이 하는데, 질환에 대해 궁금해하는 사람들에게 자신들의 기관이 제일 먼저 노출되도록 정보를 제공하는 형식으로 환자들을 유도한다.

정확한 정보를 습득하면 괜찮으나, 이런 홍보용 마케팅 때문에 잘못된 정보를 습득하여 피해를 입은 사건들을 종종 찾아 볼 수 있다.

특히 인터넷 광고를 많이 하는 진료과인 성형외과의 경우, 가짜 후기나 허위 광고 등을 보고 찾아갔다가 원치 않은 피해 사고를 경험한 사건을 종종 접할 수 있다. 만일 어떤 정보를 얻기 위해 인터넷 검색 중이었는데 계속해서 같은 병원의 후기가 쉽게 발견되거나, 지나친 칭찬 글만 즐비한 병원의 경우 일단 의심해 볼 필요가 있다. 특히 성형 전후 사진만 보고 방문한 경우라면 더욱 조심해야 한다.

많은 여성은 매일 화장하는 것도 귀찮고, 눈썹을 예쁘게 그리지 못해 반영구 문신을 많이 하는데, 나도 몇 번 반영구 문신 시술을 받았던 차라 강남 성형외과의원에서 시행한다는 이벤트 행사를 보고 **'한번 방문해 볼까?'** 하고 후기와 정보 등을 찾아보았다. 반영구 문신은 주변 피부 미용사들도 많이 하지만, 바늘이나 칼을 사용하는 시술에 감염이 생기면 낭패여서 항상 병원을 찾아 하고 있었는데, 후기에 있는 사진들도 그럭저럭 괜찮아 보이고 작성된 후기 글들도 좋은데다 이벤트 할인까지 한다니 갑자기 마음이 동요되어 곧바로 찾아가게 되었다. 막상 병원에 도착하니 상담 직원이 기다렸다는 듯이 나를 바로 안내한다. 상담 직원의 안내를 받아 설명을 듣는데 보았던 광고와는 무언가 다른 이야기가 진행된다. 이벤트 한다는 시술은 가장 기본적인 시술만을 이야기하는 것이었고, 평소 하던 반영구를 하려면 다른 곳보다 2배 이상 비싼 가격이 든다고 제시한다. 이벤트 홍보물이나 SNS 게시물에는 그 어떤 내용도 작성되어 있지 않았다. 나는 상담 직원의 얘기를 듣다가 이건 아니다 싶어 그 길로 바로 병원 밖으로 나왔던 기억이 있다. 그 이후로 마케팅 홍보는 정말 색안경을 끼고 보게 된다.

홍보 마케팅은 환자들을 끌어들이고 본인 병원을 알리기 위해 많이 사용한다. 사실 병원을 방문해 보지 않은 사람은 그 병원이 좋은지 좋지 않은지, 그 병원이 무슨 질환을 보는지, 어디에 있는지조차도 알 수 없기 때문에 '여기 ○○ 질환을 잘 보는 ○○ 병원 있어요!' 하고 주위에 알리는 것은 병원 입장에서는 당연한 과정이라고 본다. 사람들에게 알려지고 인식이 되어야 내가 아프거나 가족이 아프면 자연적으로 '거기 병원 있었지?' 하고 찾아가기 때문이다.

대부분 사람들은 과대 마케팅 홍보물을 보고 병원을 찾아갔는데 홍보처럼 진료에 만족했으면 계속 그 병원을 재방문할 것이고, 너무 상업적으로 대하거나 진료에 만족하지 못했을 때는 다시는 그 병원을 재방문하지 않을 것이다. 단순히 병원 진료에 만족하지 못한 상황이 발생하여 다시 재방문하지 않을 상황만 겪게 되면 참 다행인데, 수술이나 시술로 인해 또 다른 문제를 낳게 된 경우는 상황 해결이 어려워지기도 한다. 병원을 이용할 때 과대광고에 현혹되지 않기 위해서는 올바른 객관적인 정보를 파악해야 한다.

1. 우리 지역 좋은 병원 찾기

건강보험심사평가원 사이트(https://www.hira.or.kr)에 들어가면 '우리 지역 좋은 병원 찾기'라는 것이 있다. 해당 콘텐츠를 클릭하면 급성 질환, 만성 질환, 암 질환, 약제, 요양 병원, 중환자실, 난임 시술, 정신 건강, 기타 탭으로 구분되어 있으며, 평가 결과 어느 정도 등급을 받았는지 병원 정보를 즉시 확인 가능하도록 게시되어 있다. 다만 질환에 따라 수술과 시술이 필요한 질환들은 대부분 2, 3차 병원들이라 2, 3차 병원 위주로 평가 등급이 정보 공개되어 있지만, 만성 질환 부분의 고혈압, 당뇨 등은 의원이 받은 등급까지 살펴볼 수 있다.

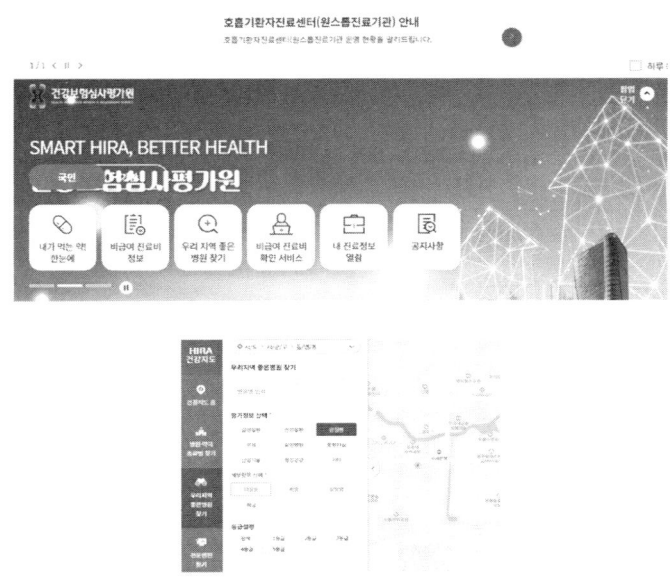

출처 : 건강보험심사평가원(https://www.hira.or.kr)

또한 병원, 약국 종류별 찾기 탭은 상급 종합 병원부터 조산원, 약국까지 검색이 가능하여 주변 병원 선택 시 참고가 될 수 있으며 전문 병원 찾기 탭은 특정 질환과 특정 진료과에 대한 전문 병원을 찾을 수 있어 유용하다.

2. 비급여 진료비 정보 검색하기

몸이 좋지 않아 어떤 증상으로 병원을 방문하면, 다른 병원에서 똑같은 치료와 검사를 했던 초음파 검사비, 도수 치료비, 예방 접종비 등 검사 항목마다 비용이 제각각인 걸 발견하게 된다.

병원마다 같은 항목의 검사 비용이 다른 이유는 비급여 항목에 한하여, 병원에서 자신의 병원 기준에 맞게 가격을 정할 수 있기 때문이다. 이런 이유로 건강보험심사평가원은 환자가 병원에 방문하게 될 때 방문한 기관의 비급여 치료 비용이나 검사 비용이 얼마인지 모르고 진료받지 않도록 조산원을 제외한 전체 병, 의원급 의료 기관은 환자들에게 홈페이지나 병원 내 게시판 등에 비급여 항목과 비용을 고지하도록 하고 있다.

항상 겨울철이 시작되면 많은 사람들이 독감 인플루엔자를 접종한다. 인플루엔자 예방 접종은 병원마다 약제에 따라 가격을 달리 책정해 놓고 안내 창구에 얼마라고 가격을 크게 붙여 놓거나 환자가 잘 볼 수 있는 곳에 약 이름과 비용을 게시해 놓은 것을 볼 수 있다. 그리고 병원을 방문해서 접수대에 있는 간호사에게 독감 예방 주사를 맞으러 왔다고 이야기하면 환자에게 또다시 이렇게 묻는다.

"국산 맞으실 거예요? 수입 맞으실 거예요?"

보통 대부분의 병원에서 수입 약제 가격은 국산보다 1-2만 원 정도 비싸다. 전국 모든 기관에서 독감 예방 주사의 가격은 제각각으로 병원에서 결정하기 때문에 서로 다를 수 있다. 이런 이유에서 어떤 사람들은 독감 시즌이 오면 어느 병원이 가장 싼지, 어느 병원이 어떤 약제를 주는지 내가 있는 주변 동네 병원들에 전화해서 알아보거나 주변 사람들에게 물어보고 병원을 찾아가기도 한다. 수입산 약제로 독감 예방 주사를 접종하고 싶은 사람은 가까운 곳 중에서 수입산 약제 가격이 가장 저렴한 곳을 찾고 싶어 할 것이고, 국산 접종을 원하는 사람은 국산 약제를 접종하는 병원 중 가격이 가장 싸면서 본인이 있는 지역에서 가까운 곳이 어딘지 찾아볼 것이다.

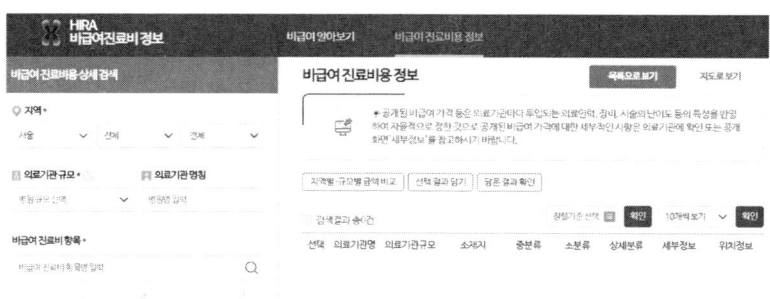

출처 : 건강보험심사평가원(https://www.hira.or.kr)

건강보험심사평가원의 비급여 진료 비용 정보를 검색하면 전국의 병원을 다 검색할 수 있으며, 내 주변에 있는 가까운 병원의 금액을 미리 알아보고 적정 가격이 제시되어 있는 기관을 찾아 방문할 수 있으니 이런 정보를 이용하면 내가 필요한 병원을 쉽게 선택할 수 있다.

○ 병원은 무조건 제일 큰 병원이지!!

사람들은 대형 병원에서 진료를 받아야 정확한 진단을 받고 치료를 할 수 있다고 생각한다. 대체적으로 큰 병원은 증상을 파악하기 위해 많은 검사를 시행하고 그 검사 결과에 따라 정확한 진단을 내린다. 또 나온 결과를 보고 단일과만 진료를 보는 것이 아니라, 필요 시 다른 과까지 협진을 의뢰하기도 한다. 대형 병원에서 중증도가 심한 환자의 상태를 파악하는 것은 동네 병원에서 보는 1차 진료보다는 훨씬 더 많은 검사를 필요로 하고 상황에 따라 여러 진료과의 전문성을 요구하기도 한다.

사람들은 간단한 증상이 있는 초기부터 무작정 대형 병원을 찾아가지 않는다. 대형 병원인 상급 종합 병원은 진료 의뢰서가 없이는 진료를 볼 수 없다. 또한 진료 의뢰서를 가지고 예약을 하더라도 원하는 시간에 즉시 예약하기가 힘들고, 몸이 아플 때 응급실 외에는 진료를 볼 수 없기 때문에 증상이 경미한 경우 가까운 곳에서 즉시 진료를 볼 수 있는 1차 병원을 방문한다. 그리고 많은 병원들 중 대체적으로 본인이 생활하는 생활권에서 가까운 곳 중에서 진료를 잘 보고 치료가 빨리 된다고 생각하는 병원을 찾아간다.

한국 의료 시스템은 내가 대형 병원, 상급 종합 병원에서 진료를 받겠다고 바로 예약을 하고 진료를 받을 수가 없다. 대형 병원인 3차 병원에 가려면 진료 의뢰서가 필요하다. 진료 의뢰서는 본인이 현재 진료를 본

곳보다 더 큰 병원의 진료를 요청하기 위해서 작성하기도 하고, 특정한 의사에게 선택 진료를 받기 위해서 작성하기도 한다. 1차·2차 기관에서 진료를 본 의사가 이 병원에서 진료를 보았으나 상급 병원으로 진료를 요청할 때 작성하는 일종의 행정 절차다. 상급 병원이 중증, 위급 환자 위주로 치료가 되어야 하는데, 증상이 심하지 않은 많은 사람들이 대형 상급 병원만 고집하고 대형 상급 병원으로 감기나 경증 치료를 받으러 몰리게 되면 그로 인해 중증 위급 환자의 치료를 제때 하지 못해 상급 병원의 제 기능을 못하게 될 상황을 대비하여 만들어 놓은 일종의 행정 절차 서류가 진료 의뢰서이다.

건강보험 환자 중 다음의 경우에는 진료 의뢰서 필요 없이 진료가 가능하다.
- 응급 의료에 관한 법률 제2조 제1호에 해당하는 응급 환자인 경우
- 분만의 경우
- 치과 요양 급여를 받는 경우
- 장애인복지법 제32조에 따른 등록 장애인 또는 단순 물리치료가 아닌 작업 치료, 운동 치료 등의 재활 치료가 필요하다고 인정되는 자가 재활 의학과에서 요양 급여를 받는 경우
- 가정 의학과에서 요양 급여를 받는 경우
- 혈우병 환자가 요양 급여를 받는 경우

만약 진료 의뢰서를 발급받지 못한 채로 진료를 본 경우라면, 진료비 전액을 본인이 부담해야 하며 진료 의뢰서를 제출한 날짜부터 다시 건

강보험이 적용된다.(국민건강보험법시행규칙 제10조)

어떤 1차 병원은 환자 문진만으로 즉시 진료 의뢰서를 발급해 주기도 하는 반면, **"일단 약을 먹어 보고 증상을 봅시다!"** 하고 약만 처방해서 돌려보내는 병원도 있다.

의사가 처방해 준 약물을 복용하고 증상이 없어졌다면 다행이지만, 같은 상황에서 1주일 동안 약을 복용했는데도 증상이 호전되지 않고 기존 증상이 지속적이면, 다시 그 병원을 재방문해서 약제 처방을 바꾸거나 그 병원에서 다른 치료 방법을 사용하기도 할 것이다. 또 약 복용 후 호전되지 않으면 바로 다른 병원을 선택해서 이동 후 다른 진료를 받기도 한다. 만일 병원을 옮겨 다른 병원에서 진료를 받기로 결정했다면, 이동할 병원의 규모나 성격에 따라 진료 의뢰서를 발급 받아야 한다. 진료 의뢰서는 무료 발급이며 3차 병원의 각 기관 규정에 따라 유효 기간이 일주일에서 한 달까지 다르기 때문에 사전에 잘 알아보고 받아야 한다. 또한 진료 의뢰서를 받은 후 기한이 있기 때문에 즉시 방문할 병원을 예약하거나 기한 내 진료를 받아야 서류를 재발급해야 하는 상황이 발생하지 않는다.

나는 겨울철만 되면 감기가 잘 걸리는데, 코로나를 앓은 후부터는 감기가 잘 낫지 않는다. 오랜 감기 증상으로 고생하던 차, 대형 병원을 예약해서 기다리며 진료를 볼 수가 없을 것 같아 집 앞에 새로 생긴 병원에 들어갔다. 증상을 얘기하고 약을 2주 정도 먹었는데 차도가 없고 증상이 더 심해지면서, 기침 시 가슴이 좀 아프다고 말씀드렸다. 간단한 엑스레이를 찍고 가슴을 청진하시더니 의사 선생님은 CT 사진을 찍어 보는 것이 좋겠다며 CT 기계가 있는 종합 병원으로 안내해 주시겠다고 하셨다.

 밖에서 잠시 대기했더니 작성한 진료 의뢰서를 직접 주면서 그 병원에서 전화가 올 것이니 그 병원에서 안내하는 대로 하면 된다고 얘기한다.

 '전화가 온다고? 이런 시스템도 있나?' 하며 돌아가려는 찰나 핸드폰이 울린다.

 "○○○ 님이시죠? XXX 증상으로 진료 보시는 거 맞으시죠? 원하시는 교수님 계실까요? 가장 빨리 진료 볼 수 있는 시간은 내일 오전 ○○○ 교수님이시고 진료 의뢰서 가지고 본관 1층 진료 협력 센터로 오세요."

 몇 가지 질문과 답으로 신속하게 외래 예약이 잡혔다. 외래보면서 검사도 바로 가능하다고 한다.

 '와~ 요즘은 이렇게도 해 주나?'

 2016년 5월부터 건강보험심사평가원에서는 의료 보험 자격을 대상으로 진료 의뢰, 회송 시범 사업을 시행하고 있는데 2020년 10월부터 상급 종합 병원 회송료를 본사업으로 전환하여 1차 기관과 상급 종합 병원과의 의뢰·회송을 활발히 진행되도록 하였다.

 1차 기관(의원)에서 상급 종합 병원으로 환자를 의뢰할 경우, 중계 시스템을 이용하여 환자의 진료 의뢰를 실시간으로 상급 기관으로 전달할 수 있다. 이런 중계 시스템을 통한 진료 의뢰는 진료 의뢰서가 인터넷 시스템을 통해 상급 종합 병원 회송 센터로 바로 전달된다. 해당 병원 회송 센터는 진료 의뢰서를 확인하고 직접 환자에게 연락하여 진료 예약을 돕는다. 1차 기관(의원)에서 혈액 검사, 방사선 검사 등 여러 검사를 하였다면 검사 결과 또한 중계 시스템을 이용하여 3차 병원으로 전송될 수 있다. 다만 중계 시스템을 통해 진료 결과와 의뢰서가 전송됐다 하더라도 병원에 따라 병원 방문 시 진료 의뢰서를 가지고 내원하라고 하는 경우도 있다. 중계 시스템 프로그램이 병원 시스템과 잘 연결되어 원활하게 시스템을 사용하는 곳들도 있지만, 시스템이다 보니 잘 전달되지 않는 경우도 있고, 의뢰 의사가 인터넷으로 작성한 기록이 빠질 수도 있어 진료 전 서류는 발급해서 가져가는 것이 좋다.

여러 개인 의원을 다녀보았지만, 이 시스템을 이용하는 기관들은 많지 않았다. 진료 의뢰서를 써 주면서 환자에게 직접 예약해서 가라고 하는 의원들이 대부분이었다. 환자 입장에서 보면 이런 진료 협력 시스템을 쓰고 있는 병원을 방문하여 서비스를 이용한다면, 내가 직접 예약해야 하는 수고를 겪지 않아도 되니 너무 편리하다고 생각할 것이다. 특히 의사 선생님이 나를 문진만 해 보고도 그냥 큰 병원으로 이동하는 것이 좋겠다며 그 자리에서 직접 시스템을 이용해서 의뢰서를 작성해 주고 일사천리로 상급 병원 예약까지 해 주니 얼마나 좋겠는가?

그러나 이 진료 회송 시스템은 아직 현재 국내에 있는 모든 병원에 의뢰할 수 있는 것은 아니다.

진료 회송 시스템 이용은 심사평가원에 사용을 신청하고 허가한 의료 기관에서만 가능하다. 1차 병원 기준으로 볼 때 모든 3차 상급 병원 이용은 가능하지만 2차 병원은 본인 기관과 협약을 맺어 진료 회송 시스템을 이용하겠다고 승인이 된 병원만 회송 시스템으로 전원, 회송을 의뢰할 수 있다. 다시 말해서 내가 방문한 1차 기관(의원)이 회송 시범 사업에 참여하고 여러 2차(종합) 병원들과 협약을 맺은 곳이라면 복지부 장관의 승인을 받은 2차(종합 병원, 전문 병원) 병원도 진료 의뢰서를 중계 시스템을 통해 전달이 가능하다. 만일 내가 원하는 2차 병원과 의원이 협약을 맺지 못하였다면, 중계 시스템 이용이 어려워 직접 의뢰서를 들고 예약을 해야 한다.

그런 이유에서 발 빠른 의원들은 주위 규모가 있는 대형 병원들과 사전에 미리 협약 관계를 맺어 놓고, 진료 회송 시스템을 통해 환자를 쉽게 의뢰한다.

진료 의뢰 회송 절차

중계 시스템을 통한 의뢰는 의사의 면허 번호를 통해 환자의 현재 건강 상태가 등록되고 전달된다. 어떤 부분의 진료가 필요하고 어떤 검사가 필요한지, 그리고 환자가 검사를 시행하였다면 그 검사 결과까지 포함하여 환자 정보를 해당 기관에 바로 전달할 수 있다. 환자의 정보를 전달받은 직원은 거의 대부분 의료인이며, 이런 정보를 미리 보고 올바른 진료과 예약과 필요한 검사까지 감안하여 실시간 예약을 완료해 준다.

만일 환자가 직접 해당 병원의 외래를 예약하는 경우, 어떤 병원은 의료인이 아니라 원무 직원이나 행정 업무를 하는 직원이 환자가 요구하는 진료과에 그냥 단순하게 시간 예약만 잡아 주는 경우도 있다. 이럴 경우 예약한 과에 진료를 보러 갔다가 해당과 의료진이 다시 환자를 필요한 과로 돌려서 진료를 의뢰하는 경우도 발생할 수 있으니 진료 회송 시스템을 이용하는 것은 환자가 직접 예약하는 것보다 훨씬 편리하다.

협력 기관 간 진료 의뢰 회송 시범 사업은 의료 보험 환자의 경우 의뢰 기관과 회송 기관에 의뢰비와 회송비를 공단에서 추가 지급하기 때문에 많은 기관들이 참여하기 시작하였고, 발 빠른 기관들은 이미 이용을 하고 있다. 그렇지만 아직까지 이런 제도를 잘 모르거나 알고 있더라도 행정적인 절차가 귀찮아서 시도하지 않는 의원들도 많다. 진료 회송 시스템을 이용해 보니 환자 입장에서는 참 편리한 제도여서, 환자의 편의를 위한다면 더 많은 병원들이 이용하면 참 좋을 것 같다.

어떤 의사 선생님은 진료 의뢰 회송 시스템에 의뢰서를 작성하시기 전, 시스템을 보면서 환자의 지역, 환자가 진료받아야 할 진료과, 검사 내용 등을 파악한 후, 어느 병원이 해당 의료 기기가 있어 검사가 되는지, 해당 진료과 전문의가 있는지를 알아보고 어느 병원에 가는 것이 좋을 것 같다고 의견을 주시기도 했다. 추가적으로 정보를 찾아 환자에게 제공하는데도 시간은 얼마 걸리지 않았다. 환자 입장에서는 내가 찾아보고 이동하는 것보다 의사 선생님이 직접 찾아 주고 가 보라고 하니 더욱 신뢰가 간다.

많은 사람들이 대형 병원에 가면 진단도 빨리 받고 치료 회복이 빠를 것이라고 생각한다. 물론 환자의 상태와 상황에 따라 결과는 다르겠지만, 생각처럼 좋은 일만 있는 것은 아니다.

집 앞 편의점에 일하시는 70대 아주머니가 며칠 보이질 않았다. 잠깐 물건을 구매하러 들어갔더니 그날은 계신다.

"요 며칠 어디 다녀오셨어요?"
"감기 기운하고 몸살 때문에 동네 약국에서 약 사 먹고 또뜻한 데서 푹 있으면 괜찮아질 것 같아서 3-4일 먹고 쉬는데 계속 몸살기가 있고 열이 올랐다 내렸다 하는 거야. 아들딸이 병원 가라고 당뇨랑 고혈압 있는 노인들 코로나 걸리면 큰일 난다고 주위에 그것 때문에 죽은 사람 많다고 얼른 큰 병원 가자고 아우성이여서 병원에 다녀왔지. 첨엔 이 옆에 저기 ○○ 의원에 갔거든? 의사 선생님이 코로나 검사해 보고 괜찮을 것 같다고 약 처방해 준다고 했는데, 같이 간 딸이 큰 병원 가 본다고 서류를 써 달라 하더라고."
"그러셨군요."

"딸 성화 때문에 큰 병원에 갔는데 예약도 따로 해야 하고, 바로 가지도 못해서 제일 빨리 되는 날로 그 다다음 날 진료 보러 갔어. 근데 환자들이 너무 바글바글하더라고. 아픈 사람이 그렇게 많은 줄 몰랐네. 나보다 더 심한 사람들이 천지야. 천지."

"요새 아픈 사람들이 많아요."

"진료 보러 진료실에 들어갔는데 큰 병원이라 그런지 가자마자 무슨 검사를 그렇게 하라는 거야. 피도 뽑고, 폐도 검사하고, 엑스레이도 찍고 이것저것 많이 하더구먼. 하루 종일 병원에서 이 검사 저 검사 다 끝내고 딸이랑 결과 들으러 진료실 다시 들어갔는데 이상 없다고 그냥 감기약만 지어 주더라고. 병원비도 엄청 나왔는데 설명도 별로 없이 대기만 오래한 거 같네. 그냥 아들딸 말 듣지 말고 ○○ 의원에서 약 지어 주면 그거 먹고 말 것을 그랬나 봐…. 괜히 저것들 얘기 듣고 큰 병 걸린 줄 알고 나도 그런갑다 하고 따라갔지. 허허허허."

대형 병원을 이용하고 여러 검사를 시행하면서 질병을 단시간에 발견한 사람은 정말 잘했다고 안도할 것이나, 감기 같은 단순 증상으로 대형 병원을 이용한 사람들은 그리 기분 좋은 기억이 아니어서 후회할지도 모른다.

그나마 오랜 기다림과 검사 후 정상 판정을 받는 경우에는 시간과 비용은 들었지만 환자의 건강을 확인했으니 다행이라고 생각할지 모른다. 하지만 상급 종합 병원에 간단한 치료와 검사를 위해 방문한 사람들로 인해 정말 생명이 위급하고 중증도가 심한 환자가 치료를 받지 못해 낭패를 본 일들이 가끔 블로그나 카페 등을 통해 올라오는 것을 볼 수 있었다.

사람들이 큰 병원이라고 뽑는 대형 병원은 외래 예약이 힘들기도 하지만, 몸 상태가 심각하게 좋지 않아 응급실을 방문한 경우라 할지라도 응급 분류 기준에 따라 초응급 환자 위주로 먼저 진료가 되기 때문에 응급실에 도착하더라도 기본 혈압조차도 재지 못하고 대기해야 하는 상황이 발생할 수도 있다.

응급실 의사는 응급 환자 분류 도구(Korean Triage and Acuity Scale, 이하 KTAS)를 활용해 환자의 응급 정도를 분류한다. KTAS는 크게 5단계로 분류되며 단계가 낮을수록 중증도가 높아 진료 우선순위가 높다. 응급실에는 촉각을 다투는 위중한 환자가 넘쳐나기 때문에 통상적으로 의식이 있고 의사를 표현하며 응급실까지 걸어 들어왔다면 갑작스럽게 상황이 악화되지 않는 이상 우선순위에서 벗어난다.

일반적으로 상급 종합 병원(대형)의 외래 진료는 예약 후 이루어지게 되는데 외래 예약도 오래 걸릴 뿐더러 운이 좋아 진료를 보았더라도 검사가 필요하게 되면 내원일에 영상 검사, 혈액 검사, 내시경 검사 등 각종 검사를 다시 예약해야 한다. 그런 이유로 검사 결과를 보는 데 1주에서 2, 3주 정도 시간이 소요된다.

반면 응급실에서는 빠르면 내원 2시간 내에 기본 혈액 검사부터 CT, MRI까지 전반적으로 가능하고 병실이 있으면 바로 입원도 가능하기 때문에 많은 사람들이 생사를 다투는 아주 응급한 경우가 아니더라도 응급실을 이용하는 경향이 있다.

생명이 위험한 환자들은 대부분 우리가 말하는 메이저급 상급 종합 병원을 이용하는데 메이저급 상급 종합 병원은 생명을 다투는 응급 환자들이 몰려 들어온다. 응급 분류에 따라 응급한 경우가 아니라면 대기 시간이 20-30시간 이상 지연될 수 있다. 검사를 실시한 경우라도 결과가 위중하지 않아 바로 입원을 하지 않아도 될 경우에는 외래로 다시 방문하라고 퇴실시키던지, 입원실이 날 때까지 협약 병원이나 집에서 대기하라고 요구하기도 한다.

　이런 응급실 안에서의 상황 경험은 환자와 보호자가 느끼는 위중도와 의사가 판단하는 위중의 상태가 다르기 때문에 응급실 안에서 때때로 고성이 오갈 때도 있다.

　우리는 메이저급 상급 종합 병원을 이용하면서 입원 대기 중에 환자가 사망했다는 글을 종종 볼 수 있다. A씨도 그런 경우였는데 아버지가 지방 병원에서 췌장암이라는 이야기를 듣고 여러 상급 종합 병원을 직접 방문하게 되었다. 많은 병원 중 그래도 제일 크고 좋다는 곳을 선택하여 수술을 진행하기로 결정하였는데 수술이 확정되어 기쁜 마음도 잠시, 담당 의사로부터 조직 검사 등 추가 검사를 몇 가지 한 후에 수술을 하자는 얘기를 듣게 된다. 어쩔 수 없이 추가 검사 때문에 수술 날짜가 더 늦어지게 되는데 그 사이 환자는 잘 먹지 못해 살이 급격하게 빠진 데다 울렁거리고 토하는 증상에 복부의 통증까지 동반되었다. 환자의 상태는 좋지 않았지만 수술이 미루어진 상태라 상급 병원에는 바로 입원을 할 수 없었다. 의사는 조직 검사 날짜가 될 때까지 연계 병원에 입원하든, 집에 계시다 오시든 보호자가 결정해서 조직 검사 때 보자고 하였다. 어쩔 수 없이 환자 상태 때문에 집으로는 도저히 갈 수가 없어 연계 병원으로 입원하게 되었다. 연계해 준 병원은 환자의 질병에 대해 문의를 해도 수술할 병원에서 치료할 것이라고 자세한 설명도 해 주지 않았고, 통증 때문에 진통제를 달라고 요청해도 아직 조직 검사 결과가 없기 때문에 진통제 투여를 함부로 할 수 없다고 거절하였다. 연계 병원에 입원하는 동안 환자는 단순한 수액 치료만 받으면서 검사가 진행되는 날짜까지 고통을 참고 버티며 그냥 대기만 할 뿐이었다. 검사 날짜를 기다리는 그 사이 아무 치료도 받지 못한 환자의 상태가 점점 나빠지는 것이 보여 보호자는 병원에 지금 입원이 되냐고 전화상으로 며칠을 문의했다. 그때마다 돌아오는 답변은 지금 와도 입원 자리가 없어서 안 되니 검사 날짜에 맞춰서 오라는 이야기뿐이었다. 환자는 이미 2주간 검사를 기다리느라 제대로 먹지도 못한 데다 진통제도 없이 통증을 참으면서 기다리느라 몸은 뼈가 보일 정도로 더 말랐고, 거동조차 힘든 상태에서 휠체어로 겨우 입원하였다. 환자는 입원 후 스케줄대로 조직 검사를 실시하게 되는데 조직 검사 후 환자의 상태는 더욱 급격히 나빠졌고 결국 일주일 후 사망하게 되었다.

이 상황을 겪은 보호자는 아마도 메이저급 대형 병원에서 수술만 결정되면 모든 것이 순조롭게 다 괜찮아질 것이라는 기대에 차 있었을 것이다. 당연히 검사를 빨리 완료하고 바로 수술을 할 수 있을 것이라 생각했을 것이다. 검사를 기다리는 그 시간이 병원 입장에서는 짧은 시간이었겠지만, 환자 입장에서는 아주 긴긴 시간이었을 것이다. 더군다나 안 좋아지는 환자의 모습을 지켜봐야 하는 상황에서 보호자는 할 수 있는 것이 아무것도 없어서 어찌할 바를 모르고 애만 탔을 것이다. A씨는 갑작스럽게 아버지가 사망하고 나니, 응급 환자가 많지 않은 병원이나 종합 병원에서 빠른 치료라도 했으면 이렇게 급작스럽게 돌아가지는 않으셨을 것이라고 늦은 후회 중이었다.

이런 글들을 인터넷 카페나 개인 블로그 등에서 쉽게 접할 수 있었는데, 나는 주위에 비슷한 경험을 한 지인들을 몇몇 알고 있다. 그들은 한결같이 같은 이야기를 한다.

다시는 그 병원에 가지 않을 거예요!

나이가 들고 노년기에 접어들수록 병원 방문이 잦아진다. 연세 있으신 부모님 건강을 바로 옆에서 챙겨드리지 못하고 그때마다 병원에 모시고 갈 수 없으니 주변에 괜찮은 병원을 한 곳 정해서 꾸준히 진료를 받으시는 것이 오히려 낫다는 생각이다. 시시때때로 대형 병원에 가서 이것저것 검사하는 것보다 올바른 좋은 병원을 찾아 우리 집 주치의처럼 동네 의사 선생님께 주기적으로 방문하고 건강을 점검하는 것이 훨씬 낫다는 생각이다.

70대 아버지가 복통이 생기셨다. 바로 집에서 가까운 병원에 갔더니 일주일 동안 약을 먹으라면서 약만 처방해 주었다. 일주일 동안 약을 복용했음에도 복통이 지속되어 조금 멀지만 항상 다니던 병원으로 다시 내원했다고 한다.

다니시는 그 병원은 동네에서 좋다고 소문난 내과 의원인데 어머니가 당뇨 때문에 10년 이상 다니시던 병원이고 아버지도 지방간과 고혈압으로 꽤 오랫동안 지속적으로 다니시고 계셨다. 그 내과 의원은 의사 선생님이 설명도 잘해 주시고 어디가 아프다고 호소하면 꼭 필요한 검사 후 진단을 신속하게 잘 내려 주셨다. 의사 선생님은 소화기 전문의셨는데 진료 중 초음파도 하시고, 위내시경과 대장 내시경 검사도 증상에 따라 바로바로 진행해 주셨다. 그런 이유로 동네에서 입소문이 많아졌는지 아침 8시 30분 오픈 전부터 사람들 대기가 엄청 많았다. 최근에 더 큰 규모로 이전하느라 교통편으로 30분이나 이동해야 하지만, 이런 병원은 만나 본 적이 없어 이용 접근성이 어려워도 지속적으로 다니시는 중이다. 더 넓은 곳으로 이동하고 직원도 더 많아졌음에도 환자들이 더욱 많아져서 대기하는 시간은 오히려 더 늘어났다고 한다.

병원에서 복통으로 복부 사진을 찍은 아버지는 의사 선생님이 X-ray상에서 문제가 안 보이는데 1주일이나 약을 먹어도 증상이 계속 있으니 다른 문제인 것 같다며 CT를 찍어 봐야 한다고 했단다. 그 내과 의원은 X-ray 기계는 있지만 CT 기계는 없었다. '다른 병원에 가라는 얘기인가?' 생각하던 찰나 바로 연결된 병원이 있으니 거기서 사진을 촬영만 하고 병원으로 다시 오시라고 했다.

보통 타 병원에서 검사하게 되면 검사 결과가 나올 때까지 기다렸다가 검사 결과와 영상 CD를 복사해서 의뢰한 처음 병원으로 이동하게 하는데, CT를 촬영한 병원은 영상 사진을 인터넷으로 바로 처음 병원으로 전송해 준다며 검사가 끝나자마자 바로 그냥 해당 병원으로 이동하라고 했다고 한다. 그리고 검사 결과는 처음 병원에 가서 바로 들으라고 했다는 것이다.

아마도 CT 검사나 타 검사가 필요할 때 주변 다른 병원과 연계하고 빠른 검사 후 결과를 제공하는 시스템을 구축하여 환자 보호자에게 즉시 결과를 제공하니 환자들이 좋다고 입소문을 내는 것 같다. 보통 대학병원은 응급 상황일 경우 바로 결과를 알려 주고 추가 검사나 입원을 시키지만, 대부분 외래 검사 검사의 경우 결과를 보러 1주일 후 다시 오게 하여, 결과가 나올 때까지 기다렸다가 진단을 내리는 데 오랜 시간이 걸린다.

아버지는 아침 9시에 병원에 가 대기하시다가 CT까지 촬영하고 결과를 듣는 데 2시간 반밖에 걸리지 않으셨다. 게다가 CT 결과 게실염이 심하여 수술을 할지 모르니 상급 종합 병원으로 즉시 이동하라며 진료 의뢰서를 그 자리에서 작성해 주고 연계해 주었다고 한다. 만일 이런 검사 없이 지속적으로 아픈 곳의 증상만을 없애기 위해 약만 복용하셨으면 합병증이 심해져서 질병을 더 키웠을지도 모른다.

아버지가 대학 병원보다 빠른 검사를 받고 그 결과를 동시에 받아 볼 수 있었기 때문에, 그리고 그 결과에 따라 상급 병원으로 이동을 할 수 있었다는 것이 자식 입장에서 너무 다행스러웠다. 그날 즉시 상급 병원에 입원한 아버지는 대학 병원에서도 여러 검사 후 수술할지도 모르겠다는 소견을 들었었는데 다행히도 일주일 동안 입원하면서 항생제 치료 후 건강하게 퇴원하셨다.

아버지 퇴원 뒤 2주일쯤 지났는데 어머니가 아랫배에 통증이 있다고 전화가 온다. 배가 아파서 집 앞 비뇨기과를 갔는데 검사를 여러 가지 하고는 염증이 있는 것 같다고 항생제 처방을 해 줬단다. 약을 먹는데도 증상이 나아지지 않고 똑같다길래 산부인과에 가는 것이 나은가 싶어 고민하고 있다가 그냥 멀어도 다니던 내과에 가는 것이 낫겠다고 내과로 가는 중이라고 했다.

"거기는 아픈 데 보고 검사를 알아서 필요한 것만 하고 딱 알아버리지! 여태까지 내 머리부터 발끝까지 기록이 다 있어붕께 그냥 멀어도 갈 것인디 괜히 가깝다고 집 앞에 비뇨기과를 갖능갑시야. 검사한다고 돈만 많이 나갔네."

6개월 전엔 안 그래도 열흘 넘게 대변을 보지 못해 힘들다며 무슨 약을 먹어도 안 된다고 걱정만 하다가 배가 너무 불편해서 늘 가시던 그 내과 의원을 방문한 그날 오후에 대장 내시경을 하신 적도 있고, 평소 변비 때문에 종종 약을 처방했던 기록이 있어서 그런지 환자 상태를 보고 바로 변비약을 처방해 주셨다고 한다. 약 복용 후 어머니는 복부 통증이 완벽히 나아지지는 않았지만, 많이 좋아졌다고 한다.

음…. 그래도 처음에 어머니는 이전에 경험했던 통증과는 다른 통증이어서 내과가 아닌 비뇨기과를 가셨었겠지? 그리고 항생제를 복용해도 효과가 없으니 다시 내과를 가셨겠지? 두 과의 진단이 너무 달라서 어머니의 이야기만 듣고 저게 맞는 건지…. 좀 의아하긴 했다.

같은 지역에서 살고 있는 친정과 시댁.
어느 날 시어머니와 통화하다 보니 우리 부모님이 다니시는 ○○○내과를 어머니도 꽤 오랫동안 다니시고 계셨다. 지역이 좁은 시골도 아니고 광역시인데도 불구하고 좋다고 같은 곳을 다니는 것이 너무 신기했다.

"거기가 진짜 명의야, 명의! 나는 아프면 거기만 가거든. 새벽부터 일찍 가서 앉아 있어야지, 사람들이 얼마나 많은지 몰라. 거기 직원들은 진짜 불친절해서 의사 선생님만 아니면 딱! 안 가지. 근데 진료를 잘 보니까 그냥 참고 간다니까…."

   시어머니는 갑상선, 고혈압 약을 오랫동안 처방해서 드시고 계셨고 큰 병원에서 검사를 해도 결과를 시원치 않게 얘기해주고 왠지 신뢰가 안 가서 ○○○ 내과에서 정기적으로 검사를 하면서 관리를 하고 계셨다.

   사람들은 자신의 증상을 적기에 진단해 주고 망설임 없이 즉시 치료 방향을 제시하는 곳을 제일 먼저 찾게 된다. 역시 내가 좋은 곳은 많은 사람들도 좋다고 느끼는 곳이다.

   우리 가족들이 직접 경험한 일로 인해 나는 주변에서 누가 '어느 병원 진료가 괜찮아요?' 이렇게 묻는다면 지체 없이 이 병원을 추천할 것이다. 지역이 맞는다면 말이다.

○ 거기 소아과 맞나요?(진료 과목 구분)

병원을 선택하다 보면 내가 원하는 시간에 진료를 받을 수 있는 곳을 찾게 된다. 대부분의 병원들은 진료 시간을 일과 시간 내에서만 운영하기 때문에 직장을 다니거나 다른 이유로 일과 시간에 진료를 보지 못하는 사람들은 야간이나 주말에 오픈한 병원을 찾게 된다. 일과 시간 이후나 주말, 공휴일에 오픈하는 병원은 많지 않은데, 이 시간에 병원을 이용해야 하는 사람들은 많기 때문에 이런 병원은 대부분 대기 시간이 길다.

많은 사람들이 잘 알지 못하는 것이 ○○○ 내과 의원과 ○○의원(진료 과목 내과)의 구분이다. 대부분 전문의를 취득한 의사의 경우 의원명 앞에 내과, 정형외과, 성형외과 등 진료 과목을 기재한다. 전문의가 아닌 일반의인 경우에는 의원 앞에 특정 진료 과목을 기재하지 못하고 진료 과목 내과, 정형외과, 성형외과 등 진료 과목을 따로 기재한다.

특히 내과의 경우 세부 진료 과목을 게시하는 병원들이 있다. 내과 영역 중에서도 호흡기, 순환기, 내분비, 소화기, 신장 영역으로 구분하고 그 영역에 세부 전공인 것을 게시한다. 개인적으로 본인이 아픈 곳이 명확하여 진료과 선택이 가능하면, 내가 아픈 곳을 자세히 볼 수 있는 세부 전문 과목을 보는 병원을 이용하는 것을 추천한다. 일단 세부 전문 과목을 전공한 의사 선생님은 그 분야에서 전문적인 교육과 임상 경험을 가졌을 것이란 기대가 있다. 그리고 검사와 진단이 바로 연결되기 때문에 진료를 보고 나서도 안도감이 있다.

그러나 보통 세부 전문 과목을 보는 병원들은 야간이나 주말, 공휴일에 운영하지 않는 경우가 많다. 대부분 365일 야간과 주말을 운영하는 병원들은 여러 과를 동시에 진료하는 의원들이 많고 세부 전공보다는 가정 의학과를 전공하거나 타 특정 과를 전공하고 다른 영역을 진료하고 있을 수 있다.

동네 지인들과 이야기하다 보면 성인 진료는 주말, 야간 상관없이 검색만으로 운영하는 병원들을 금방 찾을 수 있지만, 소아의 경우 주말, 야간 시간에 진료하는 병원을 찾기가 어렵다고 한다. 소아는 성인과 달리 복용하는 약 자체도 좀 다르고 용량도 성인과 다르기 때문에 성인 진료를 보는 곳을 데려가기가 꺼려진다.

요즘은 대형 병원도 소아과 진료가 없어지는 추세고 그나마 동네에서 유명하고 잘 본다고 입소문 난 소아과 의원은 오픈 한 지 10분이면 예약이 마감되니 원하는 소아과 병원을 방문하여 진료를 보는 것이 여간 힘든 게 아니다.

날씨가 갑자기 쌀쌀해지니 6살 난 아들이 콧물이 나오기 시작한다. 그나마 증상이 심하지 않아 심해지기 전 초기에 약을 먹는 것이 낫겠다 싶어, 동네에서 내과와 소아과를 함께 진료한다고 쓰여 있는 곳에 데려갔다. 또 때마침 일요일이기도 했고 휴일에 운영하는 병원들을 찾을 수가 없어서 일단 들어갔다.

'소아과 전문의인가?' 하고 아들이 진료받는 동안 계속 이리저리 살펴보고 있었는데 증상만 좀 물어보더니 약만 조제해준다. 약국에 처방전을 제출하고 약이 조제되길 기다린 후, 약을 받는데 약사님이 "항생제는 끊지 말고 계속 먹이셔야 합니다." 한다.

"네? 항생제가 있어요?"

'보통 다니던 소아과는 증상이 심하지 않으면 항생제를 주지 않으시는데…. 항생제 사용할 때 그분은 꼭 말씀하시던데…. 항생제 먹여야 하나? 너무 초기에 항생제를 복용하면 항생제 내성이 생기고 장 면역력이 떨어져서 어지간한 증상 아니면 처방해 주지 않았었는데 항생제를 줬다고?'

순간 고민에 빠져 내원한 병원 홈페이지를 검색했다.

병원을 찾아보니 소아과 전문의 선생님은 아니셨고 진료 과목으로 소아과를 같이 보고 계셨다. 결국 처방받은 항생제를 따로 주셔서 항생제만 빼고 복용시키고 다음 날 소아과 의원에서 진료를 다시 보았다.

"아직 항생제 복용은 안 하셔도 되고요. 콧물 안 나오는 약 좀 처방해 드릴게요. 물 많이 먹이세요."

진료는 의사의 고유 권한이기에 의사마다 치료하는 방법은 다 다르다. 항생제를 초기부터 복용하고 좀 과한 약을 복용함으로써 금세 낫는 것을 좋아하는 사람들은 아주 잘 낫는다고 오히려 더 선호한다. 소비자의 선택에 따라 병원을 이용하겠지만 아이에게 항생제가 처방되어 먹이는 건 여전히 조심스럽긴 하다.

대부분의 사람들은 전문 과목이 뭔지, 어떤 처방을 했는지 따져 보지 않고 그냥 의사 선생님이 해준 그대로 질병을 치료하거나 병원을 가지 않아, 제대로 된 치료를 못하여 질병을 키우는 경우가 종종 있다.

지난달 여태 걸리지 않았던 코로나에 온 식구가 걸리고 말았다. 코로나 격리가 끝나고 2주가 지났는데도 내 증상은 정상으로 돌아오지 않고 코는 계속 막혔으며 먹는 것마다 소화는 안 되는 것 같고, 미각은 돌아오지 않은 데다 몸살기와 두통이 심했다. 주위 경험자들에게 물어보니, 코로나 후유증인 것 같다고 한다. 내가 경험하고 있는 증상은 일주일 만에 원래대로 정상적으로 쉽게 돌아온 사람도 있었고, 2달째 치료 중이라고 하는 사람도 있었다. 여러 경험들을 듣고 주말 야간 진료를 하는 병원을 방문했다. 특히 이곳은 코로나 검사도 하고 코로나 치료도 하는 여전히 많은 사람들이 오는 의원이다.

'세부 진료 과목이 뭐지?' 하고 여기저기 둘러보는데 내과가 아니었다. '그래도 환자가 많으니 잘 보시겠지?' 하고 질문할 생각조차도 하지 않고, 진료를 보고 약을 처방받았다. 아침저녁으로 항생제를 처방해 주셔서 빠지지 않고 일주일을 전부 복용했다. 그래도 여전히 증상이 개선이 되지 않아 이비인후과 의원을 다시 방문했다.

진료를 보신 의사 선생님이 "코가 막히고, 미각이 안 돌아오는데 항생제를 왜 드셨어요?" 한다.

"엥? 저는 잘 모르죠. 처방해 주시니까 그냥 먹었죠."

의사 선생님이 웃으면서 답했다.
"다음부터는 진료 보실 때 이상하다 싶으면 꼭 물어보세요. 코가 막히고 미각이 안 돌아오면 이비인후과에 잘 오셨습니다. 번지수를 틀리게 찾아가셨네요. 지난번 귀 때문에 방문하셨을 때처럼 다른 약을 복용하셔야 합니다."

나름 병원에서 오랜 기간 동안 일을 해 오고 환자도 많이 상대하는 데도 다른 사람이 아닌 내가 막상 진료를 받으니 그냥 아무 생각 없이 시키는 대로 하고 있는 나를 발견하게 됐다. '진짜 항생제를 꼭 먹어야 하는지, 내 증상이 왜 이러는지 왜 안 물어보고 그냥 처방전을 받아왔지?' 순간 뒤늦은 후회가 밀려온다.

"저 항생제 먹어야 하나요?" 하고 물어봤으면 타당한 이유를 설명해 주셨을 것이고 만약 설명 내용에서 내 증상이 없었으면 "그런 증상은 없습니다!"라고 확실히 얘기하고 약을 조절했을 텐데….

게다가 이비인후과 선생님은 내가 지난번 왔었던 것까지 얘기하시며 내가 어떤 질환에 걸렸었는지 무엇 때문에 왔었는지를 얘기해 준다. 차트를 보고 얘기했을 수도 있고, 나를 기억해서 얘기했을 수도 있지만 왠지 환자에 대한 관심을 표현하고 당신의 건강 상태에 대해 '내가 당신이 어떤지 알고 있어요!'라고 얘기하는 것처럼 들려 신뢰감마저 생긴다.

물론 진료 과목이 세부 전공이 아니더라도 경험이 풍부하고 환자에게 이해할 수 있는 설명을 함으로써 동네에서 인기가 많은 곳도 많다. 풍부한 경험과 빠른 판단으로 다른 진료과로 연계하거나 검사를 할 수 있는 곳으로 연계해 준다면, 이런 의료 기관도 사람들은 신뢰하고 많이 찾을 것이다. 며칠 전 동생으로부터 핸드폰으로 처방전 하나가 도착한다.

"이게 무슨 약이야?"
성분 명을 보고 약을 검색해 보니 대상 포진 약이다.

"엥? 누가 대상 포진 걸렸어? 대상 포진 약인데?"
새벽 4시에 무릎에 갑자기 수포가 생기고 통증이 심해 그 지역에서 규모가 큰 병원 응급실로 바로 갔다고 한다. 진통제 주사를 맞고 약 처방을 받아 가져왔는데 통증이 너무 심해 참을 수가 없단다. 그리고 대상 포진이냐는 이야기에 무릎 사진을 찍어 보낸다.

"사실 핫팩을 놓고 잤는데…."라고 하기에 그냥 바로 서울에 있는 화상 전문 병원으로 가 보라고 했다. 하지만 지방에서 서울까지 오는 데 시간이 걸려 바로 근처 오래된 가정 의학과 의원에 진통제를 맞으러 갔다고 한다. 대상 포진 이야기는 먼저 꺼내지도 않았는데 의사는 상처를 보더니 바로 저온 화상 같다며 계속 치료를 받아야 한다고 이야기했다고 한다. 그러면서 동생이 한마디 한다.

"근데 거기 응급실. 이 지역에서 완전 큰 곳이야. 어떻게 대상 포진 약을 주지?"

보통 대형 병원은 인턴이나 레지던트 등 의사의 전문의 과정을 교육하는 기관들이 많다. 의사는 이런 곳에서 수련을 마치고 시험에 합격해야 우리가 알고 있는 진료과 전문의 자격을 받을 수 있다. 인턴 수련은 대학 졸업 후 1년 동안 병원 기관에서 수련을 마쳐야 하고 전공의 수련은 본인이 정한 과에서 4년 동안 수련을 마쳐야 한다. 수련의 신분은 아직 배우는 입장으로 경험이 많지 않기 때문에 대형 병원을 방문하다 보면 간혹 환자와의 관계에서 실수가 발생하기도 한다.

우리는 큰 병원이든지, 작은 병원이든지 어쩔 수 없이 내가 필요한 시간에 오픈하는 병원을 방문해야 할 때가 있다. 그리고 세부 진료과와 상관없이 진료를 받아야 할 때가 있다. 앞에서 소개한 사례를 보고 진료를 받으면서 내가 가장 중요하게 생각한 것이 무엇인지 어떤 것에 우선순위를 둘 것인지를 염두에 두고, 현재 상황에서 가장 좋은 방법을 선택하는 것을 추천한다.

○ Speak up! 모르는 것은 물어봐야지요!

앞서 나는 의사에게 물어보지 않아 필요 없는 항생제를 복용한 사례를 이야기했었다. 보통 사람들은 본인 아픈 곳은 진료를 보면서 이야기하는데 어떤 약을 복용해야 하는지, 어떤 치료를 해야 하는지 잘 묻지 않는다. 진료 중 깜빡해서 질문하는 것을 잊어버리거나 질문하는 상황이 익숙하지 않아 보통은 의사가 내린 처방전을 그냥 받아 나오거나, 시키는 대로 하는 경향이 있다.

가끔 어떤 병원에서는 질문할 수 없을 정도로 불편한 상황이 만들어져 있기도 하다. 대기 환자가 많아서 진료를 보는 의사가 짜증스러운 얼굴로 환자를 맞이한다든지, 뭐라도 물어보는 경우 밖에 나가서 간호사에게 물어보라고 내 말을 끊고 밖으로 안내하는 경우도 있다. 또 뭘 물어봐도 아무런 답변 없이 그냥 "괜찮습니다. 괜찮아요!" 하고 퉁명스럽게 이야기하면 물어볼 엄두조차 나지 않아 그냥 진료실을 나올 수밖에 없다.

이런 상황을 겪으면서 순간 이런 생각이 들었다.

만약, A라는 병원에 유명한 의사가 있다고 치자. 유명세로 인해 환자가 물밀 듯이 밀려와서 진료를 보기도 힘들고 대기 환자도 너무 많다. 기다리는 환자가 너무 많아 의사는 환자 한 명당 2분의 진료 시간을 넘기지 못한다.

어느 날 진료를 보고 수술을 할 환자 4명이 동시간대에 한 입원실에 입원했다.

　간호사가 병실에 들어와서 "A님! B님! 약 드세요!" 하고 준다. 이 약이 무슨 약이고 왜 먹어야 하는지 얘기는 없지만 내 이름을 부르고 먹으라고 하니 내 약이 맞겠거니 하고 그냥 먹는다.

　'내 약이 맞는 거니까 먹어야 하니까 주는 거겠지…. 수술하려고 입원했으니….'

　그런 후에 또 간호사가 "B님! C님! X-ray 찍고 오세요!" 한다. 물론 왜 찍는지 모른다. 찍으라니까 그냥 찍는다. 영상 의학과에 가서 C가 이름을 얘기하니 방사선사는 처방이 없다며 왜 왔냐고 오히려 물어본다.

"전 그냥 간호사가 가라고 해서 왔는데요?"

　만약 환자의 이름을 영상 의학과에서 확인하지 않고 그냥 사진을 촬영하였으면 아마도 영상은 다른 사람 이름으로 둔갑되었을지도 모른다. 게다가 사진 촬영 결과가 정상이면 다행인데 비정상으로 나올 경우 또 다른 문제가 발생할지도 모른다.

　의사가 진료 때나 회진 시 "홍길동 님! 지난번 투약하고 폐가 괜찮은지 X-ray를 영상 촬영을 해야 하니 오늘 사진 좀 찍어 봅시다!"라고 미리 설명을 했다거나, 간호사가 어디 부분 사진 촬영이 있으니 다녀오시라고 이야기해 줬다면 '왜 찍지?' 하는 의문도 없을 뿐더러 촬영 후도 내 상태가 괜찮은지 다시 한번 물어볼 수 있으니 수술을 시행할 환자도 병원에 대한 의사에 대한 신뢰가 생겼을 것이다.

　유명한 의사가 진료를 한다고, 사람들에게 잘한다고 소문난 병원이라도 나에게 행한 의료 행위가 잘못되어 의료 사고가 발생했다면, 결과적으로 좋은 병원이 아닐 수 있다.

　대부분의 환자들은 본인의 몸 상태가 이게 왜 그런지, 앞으로 치료는 어떻게 진행되는지, 환자는 어떻게 해야 하는지 등에 대한 설명을 구체적으로 해 주었을 때 본인의 진료를 이해하고 얘기해 준 대로 실행하려 노력한다.

　물론 설명을 잘 하는 의사를 선택하는 건 사람들의 입소문과 병원을 방문한 지인들의 경험담을 통해서만 알 수 있지만, 의사가 설명할 때까지 그냥 마냥 기다리며 모르고 받는 행위는 자칫해서 오히려 해가 될 수 있으니 조심해야 한다.

　요즘 종종 병원에서 Speak up이라는 캠페인을 하는 걸 볼 수 있다. 의료 기관을 이용하면서 행하여지는 모든 상황에 모르는 것은 무조건 질문하라는 의료 기관의 캠페인인데 환자 입장에서는 잘 몰라서 갸우뚱하고 있는 것을 즉시 물어볼 수 있고 즉시 답을 주니 만족도가 높을 수밖에 없다.

　병원을 이용하면서 내가 질문하기 전에 미리 설명해 주고 주의 사항 등을 얘기해 주면 최상이지만 설명을 듣고 무슨 뜻인지 몰라서 갸우뚱

하는 반응이 나오거나 의사 선생님이 하시는 말씀이 무슨 얘기를 하는지 파악이 안 된다면 무조건 질문하는 습관을 들여야 한다.

그리고 내가 모르는 것을 질문했을 때, 자세한 설명을 해 주는 의사나 간호사라면 다행이나, 내가 한 질문에 대한 반응이 내가 의도하지 않은 결과로 돌아오는 상황, 더 이상 질문을 하지 못하도록 말을 막는다거나, 그것도 모르냐는 식의 핀잔을 주는 행동을 한다면 다른 병원으로 이동하는 것이 맞는 듯하다. 모르고 무심코 하는 행동들은 자칫 잘못하면 독으로 되돌아올 수 있다.

○ 병원 진료 관련 앱(Application) 사용하세요?

요즘은 병원 진료를 보기 위해 핸드폰 예약 앱을 많이 사용한다. 앱을 사용하는 병원은 방문한 환자가 앱으로 예약을 했는지, 그냥 방문했는지 직원이 먼저 확인을 하고 병원 도착 시간에 맞춰 접수 후 예약 대기로 명단에 올려 준다.

예약 시스템과 현장 접수를 같이 받는 곳은 무조건 예약 시스템이 먼저이고 이후 빈 시간에 현장 접수를 끼워 넣는다. 예약 앱과 현장 접수를 같이 받다가 오히려 더 혼선이 있어서인지 갑자기 예약 시스템만 이용하는 방법으로 변경하는 병원도 있고, 예약 앱을 처음부터 사용하지 않고 무조건 방문 순서대로 손수 노트에 작성하는 곳도 있다.

방문하는 병원이 핸드폰 예약 앱을 쓰지 않고 접수 대기 노트를 사용하는 곳이고 환자가 그리 많지 않은 병원이라면, 보통은 접수하자마자 빠른 시간 내에 진료를 볼 수 있을 것이다. 환자가 많은 병원들 중 일부는 오히려 핸드폰 앱으로 인한 예약 혼선 때문에 병원의 실질적인 진료 업무를 볼 수 없어 일부러 시스템을 사용하지 않을 수도 있다. 만일 앱으로 예약하고 예약 시간에 맞춰 내원했는데 당일 병원에서 접수한 환자들 때문에 예약 시간이 맞지 않으면, 그로 인해 환자 불만이 더 많이 표출될 수도 있어 아예 앱 예약 접수를 받지 않고 와서 대기하도록 유도

하는 병원들도 있다. 대부분 예약 시스템으로 예약을 받는 병원들은 중간 현장 접수 예약을 받더라도 예약 시스템 예약이 취소된 시간에 넣어 준다든지, 예약한 사람들이 일찍 진료가 끝나서 시간이 비어 있는 경우만 진료를 끼워 넣어주기 때문에 예약 없이 방문한 경우는 진료 대기 시간이 1시간 이상, 많게는 2시간 이상도 대기할 수 있다.

사람에 따라 아무리 진료를 잘 보고 좋다고 하더라도 기다리는 것이 너무 싫어 내가 원하는 시간에 바로바로 진료를 볼 수 있는 곳을 더 선호하는 경우도 있다. 대부분 기본적인 약만 처방받거나 간단한 진료를 보기 위해 방문하는 사람들은 긴 대기 시간을 기다리는 것보다 바로 진료를 볼 수 있는 곳을 선호하고 일부로 그런 병원을 방문하기도 한다.

실시간 예약 앱은 병원의 위치, 운영 시간, 실시간 대기 환자 숫자부터 대기 순서, 병원 정보, 진료 항목 등의 진료 정보, 그리고 진료 시 주의 사항 등이나 가끔 본인 기관의 원칙 등도 작성하여 게시되어 있다. 사람들은 병원 방문 전에 미리 앱으로 예약하기 때문에 핸드폰을 통해 병원의 특성을 미리 파악할 수 있고 예약 시간에 맞춰 병원에 방문하고 진료를 받을 수 있어 대기 시간이 적고 시간적 여유가 있다는 편리성 때문에 예약 앱을 사용하는 병원을 이용하고 있다.

병원을 이용해야 하는데 시간이 넉넉하지 않아 급히 진료를 봐야할 때나 대기 환자가 어느 정도인지, 즉시 진료를 볼 수 있는지, 그리고 내가 필요한 진료를 시행하고 있는지를 파악할 수 있어 나 또한 이 앱을 유용하게 사용하고 있다.

　코로나 이후 병원을 직접 방문하지 않고도 진료를 볼 수 있도록 비대면 진료가 가능해졌다. 격리 때문에 바깥출입이 안 되는 코로나 환자가 아니더라도 닥터나우, 엠디톡, 닥터콜 등의 앱을 통해 한시적으로 비대면 진료가 가능해졌다.

　얼마 전 나는 코로나에 걸린 것처럼 감기 증상이 심해 늦은 시간 오픈한 병원을 찾다가 이런 앱 중 하나를 이용한 적이 있다. 내가 사용한 앱은 전체 증상별로 선택할 수 있음은 물론이고 환자들이 많이 찾는 증상을 따로 구별해 놓았을 뿐 아니라 진료 과목별로도 구분하여 병원을 검색할 수 있었다. 앱에서 진료는 일반적인 감기 증상부터 여드름 등의 피부염, 고혈압이나 당뇨 같은 만성 질환 등으로 지속적으로 약을 처방받아야 하는 경우, 다이어트 비만 약제, 탈모나 사후 피임약 등을 처방받는 경우 등으로 쉽게 설정되어 있었다.

　앱 사용법은 먼저 내 위치를 설정하고 주변에 비대면 진료가 가능한 곳 중에서 밤늦은 시간 진료가 가능한 곳을 선택한다. 이렇게만 선택해도 진료를 볼 수 있는 병원 여러 군데가 검색되었다. 그중에서도 감기 증상이니 코로나 진료를 보는 곳이 나을 것 같고, 다른 사람들이 남겨놓은 후기들도 읽어 본 후 한 곳을 골라 내 개인 정보와 현재 있는 증상을 남겼더니 즉시 진료 대기 중으로 앱 화면이 변경되었다. 그리고 조금 있으니 의사 선생님으로부터 전화가 왔다. 전화상으로 내 증상과 상태를 문진하시더니 현재 먹고 있는 약이 있는지, 부작용 있는 약이 있는지 여러 질문 후, 약 처방전을 바로 발행해 준다고 하셨다. 그리고 약제를 택배로 받기로 하고 카드 등록을 하였더니 바로 다음 날 아침 문 앞으로 약이 배달되었다. 진료 시간에 따라 당일에도 집 앞으로 약 배달이 된다고 하고 짧은 시간에 약국 상품화된 약이 아니라 의사의 진료에 의한 조제약을 받게 되는 것이어서 너무 편리하고 좋았다. 이런 시스템이 코로나 시기에만 운영된다고 하는데 짧게 시행되는 것이 좀 아쉬운 마음이 들기도 했다. 하지만 한편으로 이 시스템이 대면 진료가 아니기 때문에 정확한 진단과 치료가 어렵고 직접 방문하지 않으니 약물 처방을 오용하는 사람들이 있지 않을까 싶어 걱정스럽기도 했다.

나는 이 앱을 이용하면서 어떤 병원이 괜찮은지 사전 지식이 없어 병원 정보 소개를 검색해 본 후에 앱에 나오는 진료 평점을 보고 의사 선생님을 최종 선택하였는데, 평점이 높으신 분에게 진료를 받았더니 다음 날 아침 일찍 진료 시간이 아님에도 불구하고 의사 선생님이 직접 카톡을 하셨다.

'안녕하세요? 좋은 아침입니다. 오늘은 어떠신가요?'

'비대면 진료긴 하지만 다음 날 이렇게 친절하게 괜찮으냐고 물어보신 분은 여태 병원 다니면서 단 한 분도 없었는데….'

카톡을 보자마자 '다음에도 이 병원은 방문해도 괜찮겠구나!' 하는 생각이 들었다. 아마 이런 이유에서 환자들이 높은 평점을 준 것이 아닌가 싶다.

사실 배달 앱에서도 평점을 보고 사람들은 많이 음식을 시킨다. 사람들이 이미 경험해 보고 괜찮은 집에 높은 평점을 남긴다. 요즘 후기를 보다 보면 가게 관련 사람들이 후기를 작성하거나 비양심적인 고객의 의도적인 불만 글이 보이기도 해서 후기를 100% 신뢰하는 것은 아니지만, 기본 지식이 없을 경우는 후기를 보고 이용할 수밖에 없다.

비대면 진료를 위한 앱에서는 의사에 대한 평점, 병원에 대한 평점이 별 표시로 바로 보여졌다. 세부 항목을 클릭하니 환자들이 남긴 후기들이 바로 보였고, 비급여 진료비에 대해서도 게시가 되어 있어 병원을 선택하기에는 참 용이하였다.

사실 처음 앱에서 병원을 선택할 때 주위에 방문했었던 병원 위주로 찾기 시작했다. 내가 가 본 병원들은 의사 선생님이 어떻게 진료를 보시는지 경험한 곳인데다 내 의무 기록도 그 병원에 보관되어 있기 때문에 약 처방을 받는 데 훨씬 용이할 것 같았다.
그러나 안타깝게도 내가 방문했던 병원들은 비대면 진료 앱을 쓰지 않는지 병원 목록에 나와 있지 않아서, 할 수 없이 앱에 있는 병원 리스트들 중에서 선택해야 했는데, 이 병원은 한 번 경험하고 나니 병원에 대한 신뢰가 생겨 직접 방문해서 지속적으로 다녀도 후회는 하지 않을 것 같다.

진료 예약 앱은 환자의 대기 시간을 줄여 즉시 진료를 볼 수 있는 시스템이여서 사용하는 병원을 선택하여 방문하자마자 바로 진료를 볼 수 있어 유용하고, 앱을 통한 비대면 진료 또한 밤늦은 시간 새벽까지 진료가 가능한 병원이 있어서 급한 환자들이 사용하기엔 정말 좋은 시스템이다.

앱을 이용하여 진료를 보는 것은 환자에게 너무 편리하기는 하지만, 한편으로는 대면 진료가 아닌 비대면 진료는 환자의 상태를 눈으로 볼 수 없기 때문에 제대로 된 진찰을 할 수가 없다는 문제가 있다. 단지 앱을 이용한 진료는 증상 경감만을 위한 약제 처방에 국한될 수밖에 없어, 증상이 지속적이거나 처방한 약제 복용 후 이상이 있을 때에는 반드시 병원을 방문해서 치료를 받아야 한다. 환자 상태를 직접 관찰한 것이 아니어서 대면 진료보다 불미스러운 일이 발생할 가능성도 배제할 수 없다.

앱을 통해 선택한 병원이 의외로 진료에 만족스러웠다면, 향후에도 그 병원을 선택하여 지속적으로 방문할 가능성이 높다. 좋은 병원 선택은 나에게 맞는 병원을 찾는 것이다. 의외로 앱을 이용하여 병원을 선택하는 것도 작은 핸드폰 하나로 좋은 병원을 쉽게 찾을 수 있는 방법일 듯하다.

○ 야간이나 주말, 응급실 어디로 가야 해요?

주말이나 야간 시간 병원을 가야하는 상황을 경험한 적이 한 번쯤은 있을 것이다. 특히 모든 병원들의 진료가 끝난 새벽에 진료를 여는 곳은 보통 대형 병원의 응급실이다. 그러나 모든 응급실이 모든 진료과를 진료를 하지 않기 때문에 본인 증상에 따라 어떤 병원 응급실이 해당 진료를 하는지 알아봐야 한다.

병원의 정보 없이 응급실에 방문했다가 병원 응급실의 가용 불가능 상태일 경우, 진료를 받지 못하고 다른 병원을 다시 찾아야 하는 불편함이 생길 수 있다. 또한 방문한 기관의 응급실이 포화 상태인데다 초응급 상태가 발생하게 되면 응급실 직원들은 질문하는 환자에게 적절한 응대를 할 수 없다. 이런 반응으로 인해 응급실에 도착한 환자 또한 병원에 대한 불만이 생긴다.

보통 환자들은 아주 급박한 응급 상황에서는 119의 도움을 받기도 하는데, 대부분의 사람들은 119에 연락하기보다 직접 응급실을 찾아 나선다. 응급실 진료를 받기 위해 어느 병원이 진료가 가능한지, 내가 있는 곳에서 가까운 병원이 어딘지 손쉽게 찾을 수 있는 방법은 '중앙응급의료센터 응급실 찾기(https://www.e-gen.or.kr/)'를 검색하면 된다.
응급실 검색은 본인의 위치를 기반으로 가장 가까운 곳을 검색할 수도 있고, 원하는 기관이 응급실이 운영하는지 거꾸로 찾아볼 수도 있다.

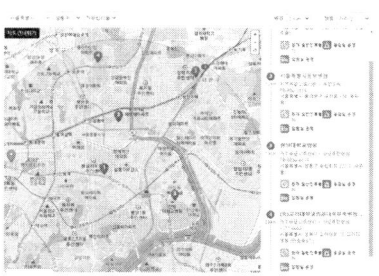

출처 : 중앙응급의료센터 응급실 찾기(https://www.e-gen.or.kr/)

응급실 찾기 탭은 응급실을 운영하고 있는 기관만을 보여 주는 것으로, 현재 응급실 병상이 남아 있는지 내가 진료를 봐야하는 진료과 치료가 가능한지 등을 알아보기 위해서는 '응급실 종합 상황판(https://portal.nemc.or.kr/)'을 검색해야 한다.

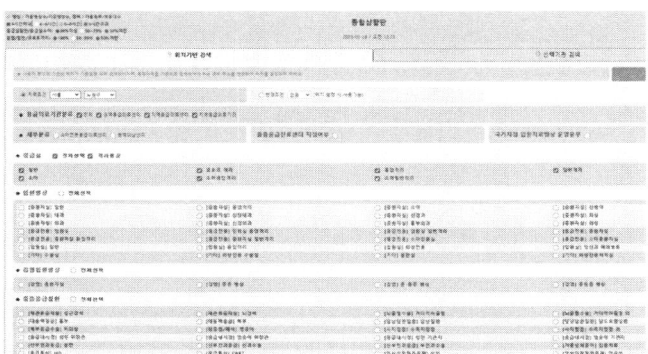

출처 : 응급실 종합 상황판(https://portal.nemc.or.kr/)

종합 상황판의 현황을 통해 응급실에 현재 환자 병상이 있어서 치료가 가능한지, 환자의 대기 시간이 얼마나 되는지를 확인할 수 있으며 병원은 본인 기관의 상황에 따라 실시간 메시지를 띄워 병원의 실시간 정보를 알릴 수 있다. 아래 그림 화면의 '**붉은색 더 보기**'를 클릭하면 병원에서 진료가 불가능한 상황이 실시간 공유된다.

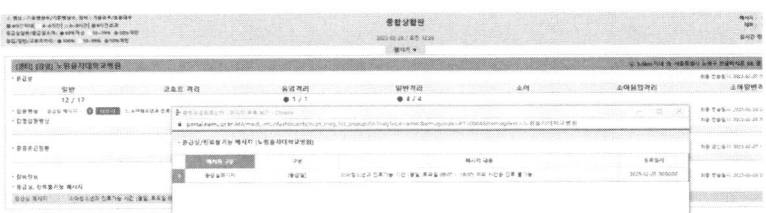

출처 : 건강보험심사평가원(https://www.hira.or.kr)

환자들은 상태가 좋지 않아 응급실을 방문한다. 이런 종합 현황판을 조회해 보지 않고 무작정 큰 병원, 대형 병원을 방문했는데 가용 병상이 없어 병원을 찾아 떠돌다 보면 환자에게 더 큰 사고가 발생할지도 모른다. 이 응급실 종합 상황판은 실시간으로 병원의 상황이 바뀌면 갱신된다고 하니 응급 상황에서 병원을 찾을 때 유용할 것이다.

II. 직원의 중요성

거기 직원 어때요? 의사 선생님은요?

지금 진료되지요? 원칙이 없는 병원!

어디로 가면 되나요? 이제 뭐 하면 되죠?

검사 중 무슨 일이 있었던 거야?

직원들이 왜 다 말이 달라요?

병원 신고 어디에 하나요?

불만족을 표현하면 바로 전화가 와요!

그 병원 너무 감동했어요!

똑똑한 직원이 좋아요!

○ 거기 직원 어때요? 의사 선생님은요?

　직원이 몇 안 되는 의원부터 몇백 명, 몇천 명 되는 기관들까지 요즘 병원은 친절 서비스를 기본 모토로 한다. 불과 몇 년 전만 해도 사람들은 병원 직원이 친절하다는 이유만으로도 그 병원을 선택하였다. 이제 사람들은 친절함보다도 어느 병원 의사 선생님이 진료를 확실하게 보는지, 어느 병원이 유명한지 등 여러 방면의 정보를 얻어 병원을 선택한다. 그러나 아직도 여전히 의사의 진료만큼이나 그 병원에 종사하는 직원의 성향도 병원 선택에 많은 영향을 준다.

　여러 병원을 다녀본 결과 병원마다 직원들의 특성에 따라 병원의 성향이 많이 달라진다. 병원 입구에 도착하여 문을 열고 직원과 마주하는 그 순간부터 병원의 분위기는 즉시 파악된다.

　문을 열고 병원에 들어가면 직원들의 반응은 천차만별이다. "안녕하세요? 어떻게 오셨어요?" 하고 직원이 환자를 맞이하는 병원이 있는 반면 접수대에 앉아 있는 직원이 환자가 오든지 말든지 누군가 와서 말을 걸기 전까지 화면만 주시하고 있는 병원도 있다. 또 어떤 병원은 직원들이 여러 명인데도 불구하고 다른 업무를 하느라 환자를 응대하지 않아 "처음 왔는데 어떻게 해요?"라고 질문을 해야 누군가를 불러온다.

　요즘 개업하는 병원에 가 보면 예전과 병원 분위기가 많이 다르고 병원을 이용하는 사람들 성향도 예전과는 확실히 다르다. 아주 예전 병원은 항상 '갑'의 형태였고 환자들은 의료 서비스를 받기 위해 '을'의 형태로 지냈다면, 요즘 분위기는 그 형태가 뒤바뀌어 병원 직원의 친절도 의료 서비스의 일종으로 본다. 그에 따라 환자들도 직원의 성향을 관찰하고 병원이 어떤지를 평가한다. 환자 입장에서는 아픈 몸을 이끌고 병원에 도착했을 때, 첫인상부터 나를 불편하게 만든다면 그 병원은 다시 방문하기 싫을 것이다. 조직에 몸담아 보고 여러 성향의 의료 환경을 경험하다 보니 조직 운영에 가장 많은 영향을 미치는 것이 직원의 특성이었다.

종종 사람들은 진료를 보고 나서 이런 말을 한다.
"직원이 너무 기분 나쁘게 해서 나는 저 병원 안 간다."
"의사 선생님은 그냥 그런데…. 직원 때문에…."
"내 돈 들여 병원에 왔는데 기분이 더 나빠져서는. 내가 공짜로 진료 보는 것도 아니고…."

만약 유명하고 진료를 잘 본다고 소문이 난 의사에게 오랜 대기 후에 진료를 받았고, 진료에 만족했다면 상대적으로 직원으로 인해 느꼈던 기분 나쁨은 조금 참고 진료를 보기도 하겠지만, 기존 방문했었던 다른 병원과 별반 차이 없는 진료라 생각되거나 다른 곳에도 비슷한 수준의 병원이 많아 선택의 폭이 넓으면 직원이 불친절한 곳은 다시 방문하지 않는다.

의사는 진료실 내에 있으면서 환자 진료에 집중하기 때문에 진료실 밖의 상황은 잘 알지 못한다. 간혹 병원의 직원들 때문에 기분이 나빠진 환자가 진료실 안에 들어가서 본인이 나쁜 경험을 하게 한 직원의 험담을 늘어놓거나 진료실 밖에서 일어난 상황을 의사에게 얘기하기도 한다. 그러나 대부분 환자들은 진료실 안에서 본인의 건강 상태에 집중하느라 밖에서 겪었던 자신의 상황을 이야기할 타이밍을 놓치거나, '뭐 말해 봤자 다 알고 있겠지!' 하고 별말을 하지 않는다.

만일 진료실 밖에서 불미스러운 일을 겪고 진료를 들어간 환자가 밖에서 일어난 일을 의사에게 이야기했는데, 그 이야기를 듣는 관리자인 의사의 반응이 "뭐 그런 거 가지고 그래냐? 그럴 수도 있지 않냐? 그 직원은 그런 사람이 아니다!" 라는 등 자기 직원 감싸기에 바쁘다면 환자는 '아! 여기는 다 똑같구나.' 하고 '이 병원은 오면 안 되겠다'고 생각할지도 모른다.

간혹 어떤 의사는 진료실 밖에 있는 직원들보다 더 불친절한 경우도 있다. A씨는 아기 건강 및 영양 상담을 위해 동네 소아과 진료 예약을 했다. 그냥 상담만 하는 것이어서 '아기를 데리고 가지 않아도 되겠지?' 하고 병원 간호사에게 문의했더니 혼자 와서 봐도 되니 와서 대기하라는 이야기를 듣는다. 병원 대기실에서 대기하다 진료 시간이 되어 진료실로 들어가는데 문 앞에서 보호자를 보고 의사가 소리친다.

"우리 병원은 환자 없으면 안 봐요! 진료 안 보니 나가세요!"

A씨는 간호사가 된다고 해서 왔고 여태 기다렸음을 알리며, 처음부터 안 된다고 얘기했으면 안 왔을 것 아니냐고 얘기했지만 문 넘어 의사가 계속 소리친다.

"우리 병원 규정이 그래서 안 된다고요!"

　의외로 병원 직원들보다 의사들의 불친절 후기 경험담도 많이 들을 수 있다. 코로나 발생 후 많은 사람들이 백신을 접종받기 위해 이 병원 저 병원 전화를 돌리고 직접 병원을 방문하거나 앱까지 동원해서 코로나 백신 잔여분이 있는지 검색하곤 했다. A씨도 지나가다 백신을 접종할 수 있나 해서 근처 산부인과 의원을 방문했다. 그리고 접수에서 혹시 코로나 백신 주사를 접종할 수 있냐고 묻고 약제 이름이 뭐냐고 물어본다. 그 얘기에 퉁명스럽게 간호사가 '얀센이요. 맞을 거예요?' 하고 쳐다보지도 않고 묻는다.
　그때 열린 문으로 얘기를 듣고 있던 의사가 큰소리로 한마디 한다.

"야! 맞기 싫음 맞지 말라 그래!"

　불친절 이야기를 듣다가 '진짜 이런 병원이 있어? 진짜 이렇게 반응을 했다고? 이게 가능해?'라고 생각했는데 의외로 이런 글들은 쉽게 찾아볼 수 있었다.
　대부분 직원의 문제는 말투에서 오는 불쾌감이 가장 많다. 그리고 업무를 잘 이해하지 못해서 오는 실수나 환자들이 의뢰하는 행정적인 절차에 대한 오류 등의 문제도 있다. 그러나 문제를 발생시키고 본인의 실수를 인정하는 사람은 별로 많지 않다. 실수가 발생했을 때, 즉시 실수에 대해 설명하고 말이라도 상대에게 친절하게 구사하면 서로 불미스러운 일 없이 수긍되어질 상황들을 불친절한 말투 하나로 인해 환자나 보호자를 더 화나게 하는 경우가 종종 발생한다.

　환자가 병원을 이용하면서 100가지의 좋은 점으로 만족했을지라도 본인에게 닥친 단 한 번의 불쾌감으로 그 좋았던 모든 부분을 덮어 버릴 수 있는 상황도 생길 수 있다. 지금까지 병원이 무척 좋았는데 어떤 잘못된 응대 하나 때문에 지금껏 환자에게 해 왔던 행동들이 모두 가식이었나 싶은 의심을 갖게 되는 상황을 맞이하게 되면 환자 입장에서는 다시는 그 병원을 방문하고 싶지 않을 것이다.

　대부분의 사람들은 좋은 경험보다 좋지 않은 경험, 불쾌한 경험들을 더 쉽게 기억한다. 불쾌한 기억 등은 SNS나 블로그, 사람들과의 대화에서 쉽게 표출되어 많은 후기들을 남기게 된다. 그런 후기를 많이 신뢰하는 사람이 있기도 하다. 나의 경우 그런 후기를 100% 신뢰하는 건 아니지만, 참고는 한다.

　그런 불만 후기를 보고도 어쩔 수 없이 가깝고 쉽게 이용할 수 있어 전화를 했는데 응대가 이상하거나, 직접 방문을 했는데 원칙적이지 않고 정당하지 못한 경험을 했으면 역시나 '안 좋다는 후기가 맞구나' 생각하고 절대 다시 방문하지 않는다.

　인터넷에서 검색하면 병원에서 겪었던 고마웠던 일보다도, 병원 직원의 불친절 내용을 더욱 쉽게 찾아볼 수 있다. 의사선생님의 진료 외에 병원 직원이 어떻게 응대 하느냐에 따라 병원 선택이 많이 좌우되기 때문에 이런 후기에 영향을 받는 사람들이 많다.

'말 한마디가 천 냥 빚을 갚는다.'는 속담이 있다. 안 그래도 몸이 아파 병원을 찾는 사람에게 말 한마디라도 따뜻하게 해주면 나쁜 병원, 불친절한 병원이라는 인식은 생기지 않을 텐데 말이다.

○ 지금 진료되지요? 원칙이 없는 병원!

　오픈한 지 얼마 되지 않은 병원에서 진료를 보기 위해 대기하고 앉아 있었다. 환자도 몇 명 없었는데, 오픈한 지 얼마 안 되어서 그런지 직원들이 정신없고 뭔가 체계가 없는 것 같았다.

　이 병원은 네이버 안내 페이지에 평일 아침 9시에서 오후 6시까지 운영한다고 작성되어 있었다. 그걸 보고 나도 진료시간에 맞춰 병원을 방문하였다. 대기하다 보니 직원이 전화 받는 상황을 보게 되었는데 오후 5시에 지금 가도 되냐고 병원에 확인을 하는 전화가 오는 것 같았다. 전화를 받는 직원이 퉁명스런 목소리로 "접수 끝났어요. 안 됩니다."라고 얘기한다. 그리고는 상대가 뭐라고 질문할 틈도 없이 전화를 뚝 끊는다.

　'아니 환자도 많지 않는데 왜 끝났다고 하지?' 하고 좀 의아했다.

　'아니 내가 전화했어도 안 된다고 했을라나?', '전화 안 하고 왔으면 진료를 볼 수 있는 건가?' 별 생각이 다 들었다.

　만약 환자 접수 시간에 대한 병원의 규칙이 정해졌으면, 환자에게 "우리 병원은 5시 30분까지만 접수받습니다."라고 설명을 하고 그때까지 올 수 없으면 안 된다고 하든지 아니면 접수가 안 되는 상황을 제대로 설명하든지 해야 하는데 아무 설명 없이 안 된다고 전화를 뚝 끊는 행위를 보니….

'저 직원 좀 이상하네…. 왜 저러지?' 싶다. 아마도 전화 문의를 한 환자는 이 병원은 인터넷 게시와 실제 운영 시간이 일관성 없이 다르고 직원도 불친절하다는 것을 알았으니 다시는 이 병원에 오지 않겠구나 하는 생각이 들었다.

이 병원이 원래 규칙상 운영 종료 시간 30분 전까지만 접수를 받고 그 이후에는 받지 말자고 사전에 논의가 되었는지는 모르겠지만, 직원의 행동을 보니 아무래도 본인 퇴근 시간이 늦어질까 봐 미리 접수를 막지 않았을까 하는 의심이 먼저 들었다.

병원을 방문하기 전 사람들은 방문 병원에 대해 궁금한 사항을 미리 전화로 문의하기도 한다. 첫 전화 통화에서 **"안녕하세요?"**도 없이 **"네!"** 하는 병원들이 있는가 하면, 상대방의 얘기를 듣기도 전에 안 된다고 잘라 버리는 직원, 퉁명스런 목소리로 더 이상의 대화가 연결되지 않도록 사전에 상대방이 말도 못하게 잘라버리는 방법으로 응대하는 직원을 둔 병원들이 있다.

대형 병원도 여러 성향의 직원이 있고, 그중에서도 불친절한 직원들 또한 있지만 대부분 대형 병원들은 고객 만족(CS) 관리 부서가 따로 있어 직원 교육이 수시로 이루어진다. 그리고 실시간으로 모니터링을 시행하기도 한다. 고객 만족 및 친절에 대한 교육을 받고 여러 의료 상황에서 발생하는 사례를 접했던 직원들은 그래도 교육을 받지 않은 직원들보다는 이해하는 것이 다르고 환자를 대하는 행동 또한 다르긴 하다.

본인들이 환자들에게 어떻게 응대하고 있는지. 어떤 것이 문제인지 파악하지 못하는 병원에 소속되어 있는 직원들은 지속적으로 환자에게 불친절한 행동을 할 것이다. 본인들이 하고 있는 응대들이 잘못된 것인지 아닌지, 환자가 본인 때문에 불만을 표출하고 있는 것조차 알아채지 못한 채 똑같은 잘못을 계속 하고 있을 것이다.

환자가 병원 운영 시간을 문의했던 병원은 운영 시간을 인터넷에 9A-6P로 게시하고 있으면서 '**왜 게시대로 운영도 안 하고 관리도 안 되지?**' 하는 생각도 들었다. 어떤 병원은 '몇 시까지 접수 가능'이라고 명확히 작성해 놓은 곳도 있다. 환자 입장에서 편의를 생각해 준다면 그 정도 문구 하나는 넣어줄 법도 한데 참 아쉽긴 하다.

사람들은 병원을 검색할 때 미리 진료 시간을 알아보고 병원을 방문할 텐데 공지대로 운영하지 않는 것도 기분 상하지만, 직원의 그에 대한 자세한 설명도 없는 불친절한 응대를 보니 나 또한 다신 방문하기 싫어졌다.

얼마 전 피부에 종기 같은 것이 생겨 치료를 위해 인터넷 검색을 했다. 같은 증상으로 치료가 유명하다고 나와 있는 곳이 몇 곳 없어 어쩔 수 없이 대형 병원에 진료 예약을 했다. 그 병원은 인터넷으로 이름과 전화번호를 남기면 연락을 준다고 작성되어 있어서 인터넷으로 개인 정보를 작성하고 연락을 기다렸지만 예약이 된 건지 안 된 건지 확인 문자가 없었다. 보통 개인 병원도 예약이 완료되면 문자를 주는데, 이상하다 싶어 예약 확인을 위해 초진 전화 예약 부서로 전화를 걸었다.

초진 예약 파트는 일반적인 예약과는 달리 전화번호가 따로 기입되어 있었다. 첫 진료는 이 번호로 전화하라는 문구가 적혀 있는 것을 보고 핸드폰으로 전화번호를 누르고 통화가 연결되기를 기다렸다. 대부분 병원은 초진 환자를 고정 고객으로 잡아야 그 환자들이 지속적으로 그 병원을 방문하고 병원 수익이 좋아지기 때문에 초진 환자를 위한 방안으로 병원마다 초진 환자의 경우 보다 빠르고 쉽게 진료를 볼 수 있도록 따로 관리하는 곳이 많다.

"인터넷으로 예약 넣어놨는데 연락이 없어 확인 좀 부탁드립니다. ○○○과 언제 몇 시로 예약 넣었어요."

전화를 받은 직원은 ○○○과는 초진 부서에서 예약 확인이 따로 안 되고 해당과 접수에서 예약을 하기 때문에 해당 과로 전화를 돌려주겠다고 했다.

잠시 후 전화 연결 음이 들리더니 전화를 받은 직원이 자초지종을 들어보고 나서 "피부 종기 증상 때문에 진료 오시는 거죠? 그날은 좀 힘들고 목요일 2시에 오세요!" 한다.

'아니 그럼 인터넷 예약했을 때 확인 전화를 해 주지. 환자가 전화할 때까지 기다리는 것도 웃기지만 예약 시스템도 참 엉망이네.' 하고 있던 찰나, 전화 받은 직원이 내가 알겠다고 그날 가겠다고 대답하는 도중에 먼저 전화를 뚝 끊는다.

　끊긴 전화를 들고 있으면서 '아니 근데 왜 내 정보를 왜 묻지 않지? 연결된 전화번호로 나를 확인했나? 내 이름도 안 묻고 예약 시간을 해 준 거면 인터넷 예약 상황을 보고 나한테 얘기했을 것인데…. 그 병원은 인터넷으로 내 정보 등록한 것이 바로 연결이 되나.' 참 희한하다 생각했다.
　그렇게 시간이 지나 점점 예약일이 다가오는데 이상하게 예약 문자가 오지 않는다. 이게 진짜 예약이 제대로 된 것이 맞는지 의심스러워지기 시작할 무렵은 이미 진료 바로 전날 늦은 저녁이었다. 찝찝하고 이상한 느낌에 예약한 당일 아침 다시 한번 병원 홈페이지에 들어가 해당 교수님의 진료 일정 스케줄을 찾아봤다.

　'어라? 나 오후 2시에 오라고 했는데…. 교수님 진료는 오전 밖에 없는데 이상하네?' 하면서 콜센터에 전화를 했지만 콜센터 연결도 잘 안 되고 해당 부서 전화도 잘 통화가 되질 않아서 무작정 병원으로 가기로 했다. 그 병원까지 지하철을 타고 1시간 정도가 걸리는데 만약 오전 진료밖에 없다면 지금 당장이라도 서둘러 출발해야 했기 때문이다.

　1층 로비에 있던 직원에게 접수가 어디냐고 물어물어 접수처에 도착했다. "오늘 ○○○과 ○○○ 선생님께 진료 보려고 예약했었는데요?" 했더니 신분증을 요구한다. 신분증을 제시했더니 가타부타 이야기도 없이 내 신분증을 보더니 그때서야 그 과에 접수하는 것 같았다.
　그 자리에서 나는 "오후 2시에 진료 보러 오라고 했어요."라고 직원에게 다시 얘기했다. 내가 하는 말을 직원은 들었는지 어쨌는지 내 질문에 대한 답도 없이 무작정 "1층 진료과에 가셔서 얘기하세요" 한다.

순간 뭔가 이상함을 느꼈다. '이 병원 왜 이러지?' 하며 진료과에 가서 접수증을 보여줬다. 그랬더니 접수증을 받은 직원은 '언제 예약했냐, 무슨 진료 보러 왔냐' 등의 아무 질문도 없이 즉시 진료실 안으로 들어가라며 바로 안내했다. 내가 그 진료실을 방문한 그 시간에 대기 환자가 나 말고는 아무도 없어서 바로 진료실로 안내하는 듯했다.

나는 병원 도착해서 10분도 채 되지 않아 금세 진료를 마칠 수 있었다. 그리고 나오면서 그 과 직원에게 다시 한번 "저 그때 예약하면서 오늘 오후 2시에 오라고 했었는데요?"라고 얘기했더니 "교수님 오늘 오후 진료 없어요!"라고 단호하게 재차 얘기한다. 마치 내가 잘못 알고 얘기하는 것처럼….

오전 진료만 있는 것을 보지 못하고 오후에 왔으면 진료도 못 보고 그냥 돌아갈 뻔했는데 내가 오후 2시에 오라고 했다고 몇 번을 얘기해도 모든 직원들은 오후엔 진료가 없다는 앵무새 같은 대답뿐이다.

예약 센터에서 예약하지 않고 진료과에서 직접 관리하는 것이면 예약 절차를 따로 설정하든지…. (초진 환자의 예약 방법은 다른 일반 접수 환자들과는 다를 텐데.)

도대체 진료과에서 직접 예약하는 경우는 어떻게 예약을 하는 것인지, 환자 정보가 세팅된 재진 환자만 예약을 받는 것인지….

참 알 수 없는 병원이다.

예약 일정도 제대로 잡지 못하고 본인들이 한 말도 안 했다고 하니 정말 멀리까지 다시 오고 싶지가 않은 데다가 진료까지 대만족이라는 생각이 들지 않아 가까운 다른 병원으로 다시 찾아보기로 했다.

사람은 가끔 실수할 수도 있다. 그렇지만 나는 계속 얘기하는데 내 말을 무시하는 태도를 보이거나 내 말에 귀 기울여 듣지 않고, 자기들은 그런 말을 한 적이 없다고 딱! 잘라 얘기하는 사람들한테 더 이상 무슨 얘기를 할 수 있을까?
순간 짜증이 밀려오면서 전화 통화 내역이라도 녹음을 시켜 들려 줘야 하나 별별 생각이 다 들었다.

2-3일 전 전화로 예약을 완료한 데다가 환자가 많지 않은 특수 진료과라서 예약을 받은 직원 본인은 아마도 자기 잘못을 알고 있었을 것이다. 만일 본인들이 잘못 응대를 했거나 실수를 했으면 즉시 사과하고 제대로 상황을 설명해 주었으면 병원에 대한 불만과 기분 나빴던 기억은 남지 않았을 것이고 그 상황을 그냥 이해하고 넘어갈 수 있었을 것이다.

만약 내가 통화했던 직원 말대로 오후 2시에 병원에 도착했고 그 시간에 진료가 없으니 돌아가라는 이야기를 들었다면 더욱 화가 났을 것이다. 억울한 마음에 콜센터를 통해 나와 통화한 직원을 찾는 데 시간과 노력을 들이게 되었을 것이고 병원에 더욱 좋지 않은 감정을 더하게 되었을 것이다.

나는 SNS나 블로그에서 종종 정보를 얻기도 하고 정보를 제공하기도 한다. 어느 날 새로 생긴 병원인데 요양 병원 입소 때문에 필요한 서류가 있어 방문했더니 병원이 시설도 좋고 서류도 다음 날 바로 발급을 해 주어서 편했다는 후기 글을 보게 되었다. 그 글이 올라오고 며칠 지나지 않아서 지인이 요양 시설 입소를 위해 필요한 서류가 있는데 어디에서 서류를 떼야 하는지 대신 알아봐 달라는 부탁을 받고 그 병원에 전화를 걸어 통화를 한 적이 있다.

인터넷에 글을 작성한 사람은 원하는 서류를 쉽게 제공받았다고 글을 올렸고 그에 대한 정보를 주었지만, 그 서류가 내가 원하는 서류와 같은 서류인지 아닌지 확인도 하고 인터넷 글과 달리 혹시나 안 된다고 하면 어쩌나 두 번 걸음하기 싫어 미리 전화를 해 보고 방문하기로 했다. 나는 병원을 방문 전에 요구할 것이 있으면 항상 미리 전화 확인 후 방문하고, 병원 도착해서는 "좀 전에 전화 드렸었는데 ○○○ 받으러 왔어요." 하고 이야기한다.

대부분 전화를 받는 직원들은 병원에서 이루어지는 모든 검사나 치료 등을 본인이 충분히 숙지하고 있으면서 전화 응대를 한다.

"요양 시설 입소를 해야 하는데 검사 후 서류 발급되죠?"

전화를 받는 직원이 어떤 검사가 필요한지, 어떤 서류가 필요한지 물어보지도 않고 "저희는 진료만 봐요" 하고 무뚝뚝한 목소리로 "안 됩니다" 하고 끊는다.

 분명 거기서 비슷한 서류를 발급 받았다는 글도 보았는데 직원은 묻지도 않고 안 된다고 한다. 아마 인터넷에 글을 쓰셨던 분은 직원에게 문의 없이 의사 선생님께 직접 의뢰를 했거나, 전화 받은 직원이 아닌 다른 직원과 통화를 하고 받았을 것 같다. 왠지 전화 받은 직원이 문의한 서류에 대해 알지 못하니 사실 확인도 안 해 보고 안 된다고 했을 것 같은 느낌이 든다.

 이후 확인해 보니 진짜 예상한 대로 그분은 진료 중에 의사 선생님께 직접 어머니가 요양 병원 입소해야 하는데 요양원에서 전염성 여부 확인(코로나, 결핵, 전염성 피부 질환, B형 간염 등)에 대한 이상 없다는 의사 소견서를 가져오라고 하는데, 할 수 있냐고 문의를 했단다. 필요한 검사를 확인하고 의사 선생님은 바로 환자에게 검사를 시행했고 결과가 내일 나오니 소견서를 가지러 내일 방문하라고 얘기하셔서 그 다음 날 바로 받았다고 한다.

 환자에게 응대할 때 '아!'라고 얘기하는 것과 '어!'라고 얘기하는 것은 천양지차이다.

 차라리 "어떤 검사에 어떤 서류가 필요하실까요?"라고 묻기라도 했다면, 혹은 전화를 받은 직원이 전혀 모르는 내용이라는 것을 밝히고 "제가 잘 모르겠는데, 원장님께 확인 후 전화 드리겠습니다."라고 이야기라도 해 줬으면 병원에 대한 이미지는 나빠지지 않았을 것 같다. 평소 듣던 서류 이름이 아니고 본인이 모르니 무조건 안 된다고 딱 잘라 버리는 것을 보니 전화 응대를 '**본인 마음대로 하는구나!**' 싶어 기분이 무척 상했다. 어떤 직원들은 본인이 알지 못하는 것은 처리하기 싫어하고, 괜히 시작했다가 힘들어질까 봐 미연에 자르며 안 된다고 일관하는 직원들이 있다. 환자나 보호자는 이런 직원을 만나게 되면 그 직원 이미지를 병원 이미지와 동일하게 인식하게 된다. 그래서 누군가가 그 병원에 대해 물어보면 진료 경험보다는 직원에 대한 안 좋았던 경험을 이야기하게 된다. 누군가 싫었던 경험을 반복적으로 이야기하면 사람들은 선입견이 생겨 이런 곳은 잘 안 가게 되기 마련이다.

그 병원이 안 좋다고 가지 말라고 얘기하는 사람들 중에는 병원을 옮긴 이유로 직원의 잘못된 응대를 꼽는 사람이 참 많다. 의사의 진료 방법이 뛰어나거나 의사의 진료에 대한 만족도가 직원의 불친절과 불신, 이랬다저랬다 하는 절차의 혼돈 등을 뛰어넘어 너무 좋았다면, 그 많은 불쾌감을 감수하고 서비스는 기대하지 않고 '**진료만 생각하자**' 하면서 그 병원을 또 방문하겠지만 대부분의 사람들은 다시 재방문하지 않는다.

친절은 둘째 치고 제대로 된 규칙과 신뢰는 보여 줘야 다시 가고 싶은 마음이 들지 않을까? 병원을 이용할 때 보면, 환자가 많아서 직원들이 정신이 없고 나에게 응대를 잘 하지 못해도 원칙과 신뢰, 나에 대한 배려가 있는지 없는지는 순식간에 파악이 된다.

병원을 처음 방문하여 진료를 보려면 개인 정보 보호에 관한 동의 서명, 진료 신청서 작성, 진료과 선택 등 환자가 직접 작성해야 할 행정적인 서류 절차가 많다. 그리고 직원들은 환자가 작성한 서류를 확인해야 하고 외래 예약 및 처방전 발행, 소견서, 진단서 같은 서류 발급 등 기타 행정적인 업무들도 처리해야 한다. 그런 행정적 작업 때문에 대부분 직원들은 환자와 수시로 접촉할 수밖에 없다.

  환자는 병원에 들어서는 순간 의사보다 병원 직원을 제일 먼저 접촉하게 된다.
  고객 만족에서 중요하게 거론되는 것이 MOT(Moments of Truth)이다. 스페인의 투우 용어인 [Moment De La Verdad]를 영어로 옮긴 것으로 이 단어는 '투우사가 소의 급소를 찌르는 순간'을 말한다. 이는 피하려 해도 피할 수 없는 순간, 또는 실패가 허용되지 않는 매우 중요한 순간을 의미한다. 기업에서는 특정 자원과 접촉하는 순간으로 서비스의 품질에 대한 고객의 인식에 결정적인 영향을 미치는 상황을 말하는데 병원 이용 시에도 이 상황은 적용된다. MOT의 관점에서, 고객 접점 서비스는 '곱셈 법칙'이 적용된다. 내가 처음 방문하는 장소에 도착했다고 치자. 이곳에서 고객이 만나는 접점 순간에 여러 접점 상황 중 하나라도 고객이 생각했을 때 0점이 되는 곳이 발생하게 되면, 덧셈이 아니라 곱셈이기 때문에 이곳의 점수는 0이 된다는 것이다. 예를 들면 병원에 진료를 보려고 입구에 들어선다. 병원 1층 현관에서부터 간호사 접수대, 그리고 진료실, 원무과를 돌아 진료가 끝이 났다. 병원 입구에 처음 들어선 순간 경비 아저씨가 로비에 앉아 계셨는데 뭘 물어봐도 대답이 없고 어디를 찾느냐고 오히려 소리를 지른다. 너무 기분이 좋지 않다. 이곳의 점수는 0점이다. 이후 간호사에게 접수를 하고 진료를 보고 원무

과에서 계산까지 잘 완료했으나 처음 경비로부터 받은 인상 때문에 이 병원의 느낌은 전혀 좋지 않다. 4가지 접점 시점이 있었는데 처음 한 곳에서의 0점이 나머지 접점 시점이 100점이라 하더라도 병원에 대한 인상은 0점으로 남는 것이다.

이런 의미에서 병원을 처음 방문했을 때 병원의 첫인상, 첫 접점이 모든 것을 좌우한다. 선이나 미팅을 나갈 때에도 사람을 처음 만나 첫인상이 좋아야 두 번째, 세 번째 만남을 지속하는 것이지 첫인상이 기대보다는 불쾌감이 가득하다면 더 이상 만나고 싶지 않는 것이 당연한 것처럼, 병원도 환자가 방문했던 당시의 첫인상이 매우 중요하다.

한 번 형성된 첫인상은 쉽게 바꾸기 어려운 데다 사람들은 첫인상을 통해 여러 가지를 지레 짐작하여 단정하기도 한다. 또한 사람들은 처음 방문 시 기대라는 것을 가지고 병원 문을 연다. 방문하는 모든 사람들은 아픈 곳을 치료하는 것이 주목적이긴 하지만, 병원을 처음 방문하여 병원 문을 열었을 때 나에게 좋지 않은 경험이 먼저 오리라고 생각하고 방문 하는 사람은 하나도 없을 것이다. 문을 열고 들어갔을 때부터 기분이 나빠지기 시작하면 진료 경험이 아무리 좋더라도 100% 만족감을 느끼지 못한다.

원칙이 없는 병원, 직원이나 경영자가 마음대로 규칙을 변경하고 본인들 편의에 의해 움직이는 병원은 좋은 병원이 될 수 없다.

사람들은 어떤 곳을 이용할 때 기대라는 것을 한다. 처음 이용했을 때

실질적으로 경험한 것이 그 기대한 만큼의 수준이었을 때는 어느 정도 그냥 만족하겠지만, 내가 기대한 것보다 못 미쳤을 때는 불만으로 남게 되어 더 이상 방문하지 않을 것이고, 기대한 수준보다 훨씬 좋은 인상을 남겼을 때에는 아마 그 병원의 평생 고객으로 남게 될 것이다.

○ 어디로 가면 되나요? 이제 뭐 하면 되죠?

대장 내시경 검사 예약을 위해 검진을 많이 한다는 병원을 방문했다. 대장 내시경은 미리 약을 처방받고 스케줄을 잡아야 하기 때문에 검사 전에 병원을 한 번 방문하라고 안내를 받았다. 차를 가지고 병원 입구에 도착했는데 이미 앞에 차가 3대가 대기하고 있어서 계속 차 안에서 기다리게 되었다.

앞차는 움직일 생각이 전혀 없고 그 자리에서 10분 이상 대기하고 있으니 무슨 일인가 싶어 차문을 열고 나가 보았다. 주차 직원이 주차를 안내하고 있긴 했는데 줄줄이 기다리는 차들은 도대체 왜 기다리는지는 어떤 상황인지 모른 채 계속 대기만 하고 있다.

'이 병원은 무슨 평일에도 주차가 이렇게 난리지?' 하고 주차 요원 분께 "입차가 안 되나요?" 하고 물었다.

주차 요원이 하는 말이 앞에 차가 잘 안 빠지는데 지금 속도로 보면 20분 이상 지연이 될 것 같다고 얘기한다. '아니 그럼 대기하는 차들한테 20분 이상 시간이 걸릴 거 같다고 이야기해 줘야 하는 거 아닌가? 진료 예약 시간도 있는데. 계속 대기만 하다가 예약 시간을 놓칠 수도 있는데 얘기라도 했으면 주변 다른 곳에 주차하고 병원으로 가도 될 것을…' 미안함은 전혀 찾아볼 수 없고 일 처리마저 서투르니 너무 황당하다.

　나는 종종 아이를 데리고 병원을 방문하기 때문에 대체로 주차가 잘 되는 곳을 찾아간다. 어떤 사람들은 직장 때문에 빨리 병원 진료를 보기 위해 차를 가지고 병원을 이용하기도 한다. 방문한 병원의 주차 상황을 보니 '**여기는 차를 가지고 와서는 안 되겠다**' 싶다. 만약 병원의 주차장 상황이 워낙 열악해서 이런 교통 혼잡 상황이 빈번히 일어난다면 예약 시 주차장 상황에 대해서 미리 알려주거나 홈페이지에 게시라도 했으면 그냥 대중교통을 이용해서 왔을 것이다. 사전에 설명도, 직접 가서 기다려도 오래 기다릴 수 있다는 설명도 전혀 없으니 기분이 그리 좋진 않다.

　오랜 시간 기다려 겨우 주차를 하고 병원 문을 여는데 검진을 많이 한다는 소문대로 병원이 환자들로 북적북적 댄다. 나는 바로 접수대로 가서 "저기 대장내시경…"까지 얘기했는데 직원이 "**성함이요?**" 한다.
　내 이름을 이야기했더니 대뜸 "**생년월일은요?**" 한다. 내가 말한 생년월일을 컴퓨터로 쳐보더니 "**저희 병원 처음 오셨어요?**" 하며 종이를 건네고는 작성하란다.

　아니 처음부터 어떻게 오셨냐고 묻거나 내가 하는 말을 먼저 들었으면 일을 두 번 하지도 않았을 뿐더러 기분도 나쁘지는 않았을 텐데.

　이 병원은 지역에서 검사비가 좀 싼 편이라 소문이 나서 그러는지, 아님 검진 항목을 전부 한곳에서 할 수 있어서 그러는지 환자도 많지만 그

중 연세 드신 분들도 참 많아 보였다. 나이 드신 분들은 대부분 귀가 안 좋으셔서 그런지 직원들의 말을 잘 알아듣지 못했다.

안 그래도 환자가 많아 병원이 시끌벅적하였는데 환자의 반응에 따라 직원들의 언성이 계속 높아지고 결국 어떤 직원은 작지만 '아~ 진짜'라는 말까지 한다.

"할머니! 혈압 종이 빼 오시라고요! 아 진짜!"
"피 빼시는 데로 가시라고요. (손가락으로 가리키며) 저기, 저기!"

나이 드신 분들은 '여기 가라는 건가…. 저기 가라는 건가…. 뭘 하라는 건가….' 싶어 우왕좌왕하는 중이고, 안 그래도 동선부터가 정리가 안 되어서 환자들은 많은데 직원들 목소리 때문에 더 정신이 없다.

그래도 그렇지 본인들보다 한참 나이 많은 어르신들에게 제대로 안내도 안 하면서 반말을 하는 듯한 말투는 듣는 사람의 인상도 찌푸리게 했다.

간호사의 안내대로 우왕좌왕하던 할머니는 채혈실 쪽으로 이동해서 들어가려 했다.

그 순간 직원이 환자가 다가오지 못하게 "번호표 빼고 밖에 앉아 계세요!" 하고 소리친다.

듣고 있으니 참 사람 무안하게 한다 싶다. 나라면 직원한테 한마디 했을 것 같은데 다들 잘 참고 있다. 처음부터 안내할 때 채혈실 쪽 가서 번호표 뽑고 대기 번호 숫자가 나오면 가서 채혈하라고 미리 안내하면 되지 않았을까?

'병원에 와서 무엇을 해야 할지, 어디로 가서 무슨 검사를 해야 하는지 눈치로 환자가 알아서 해야 하나? 왜 저래, 진짜?' 보면 볼수록 직원들이 너무 이상하게 보인다.

환자가 많고 업무에 바빠서 설명과 안내가 잘 되지 않으면 이동 동선에 따라 순서도라도 제공하고 어느 장소에 가서 어떤 것을 한다는 안내를 작성해 주면 이런 혼란스러운 상황이 생기지 않았을 텐데….

그리고 이동하는 방향대로 순서를 숫자로 크게 써서 보이도록 안내판을 작성하여 게시라도 해 놓으면 환자들도, 직원 본인들도 우왕좌왕하지 않고 수월하게 일을 할 텐데 '참 비효율적으로 일을 하는구나' 답답한 생각이 들었다.

직원들은 그 병원에 오랜 기간 근무를 했고 그 환경에 익숙하기 때문에 어디가 어디인지 지금 이 상황에서 무엇을 해야 하는지 당연히 알고 있다. 그러면서 처음 방문한 환자도 당연하게 본인들처럼 알고 있다고 생각하고 응대하는 것 같다. 다들 본인 입장만 생각하고 환자의 입장에서 생각해 본 적이 없어서 환자들이 익숙하게 못하거나 잘 알아듣지 못하면 오히려 화가 나나 보다.

처음 방문한 환자들 또는 병원 시스템을 잘 모르는 환자들에게는 하나하나 자세하게 설명하고 정확한 위치에서 어떻게 행동해야 하는지를 알려줘야 그대로 따를 수 있다.

환자에게 이동 동선에 대해 잘 설명해 주는 병원도 있는 반면, 이런 병원도 있다. 워낙 소화가 잘 되지 않아 소화제를 종종 먹는데 며칠 전부터 배탈이 났는지 복통이 있어 집 앞 소화기 내과를 방문했다. 직원들이 친절하지는 않았지만, 그렇다고 불친절하지도 않았다.

그냥 의례적으로 "처음 방문이세요?"를 물어보고 신분증을 확인한 다음 환자 정보를 접수한 뒤 "건너편 혈압계 있으니 혈압 재세요."라고 얘기한다.

혈압을 재기 위해 앉았는데 혈압기 바로 옆에 '**혈압을 잰 후 나오는 종이를 당기지 마시고, 기다리면 종이가 인쇄되오니 간호사에게 전달해 주세요**'라고 적힌 메모지가 붙어 있다.

아마 일일이 얘기하는 것이 쉽지 않아 환자의 이해를 돕기 위해 작성해 놓은 것 같은데 설명이 되어 있으니 시키는 대로 나온 종이를 뽑아 간호사에게 전달했다. 내 혈압 수치를 받은 간호사가 내가 잰 혈압이 다른 사람과 바뀌지 않도록 "○○○ 님! 맞으시죠?" 하고 한 번 더 확인한다.

대기하면서 언제까지 기다려야 하나 하고 여기저기 살펴보는데 전광판에 가운데 이름이 지워진 채로 환자들의 이름 순서가 올라가고 있음이 보였고 순서가 다가오는 사람은 전광판에서 안내 메시지까지 나왔다. 그때 간호사가 다시 한 번 얘기한다.

"○○○ 님! 5번 진료실 앞에서 기다려 주세요. 곧 들어갑니다."

'5번? 5번이 어디지?' 하고 쳐다봤다.

방마다 문 앞에 엄청 큼직하게 번호가 쓰여 있다. 아마 검사도 방 번호를 얘기하면서 그 앞으로 가라고 하는 거 같다. 큰 숫자를 보고 이동하니 나이 드신 분들도 쉽게 보고 이동한다.

 내 차례가 되어 진료를 위해 진료실 안으로 들어갔는데 여의사 선생님이 조근조근 설명도 잘 해 주시면서 검사 대기 없이 그 자리에서 직접 간단하게 복부 초음파까지 봐 주신다.

 "배 안에 가스가 좀 찼으니 약 복용하면 괜찮아질 거예요…. 괜찮습니다. 약 드셔 보시고 증상 계속 있으면 한 번 더 오시고 괜찮으시면 안 오셔도 됩니다."

 대기 환자들이 있어 기다리긴 했지만, 내 순서가 얼마나 남았는지 눈에 보이니 바로 알 수 있었고 사람들이 조용하게 앉아 대기하면서 움직이는 것이 보이니 내 순서가 될 때까지 조용히 기다리게 됐다.

 직원이 친절하진 않았지만, 대기와 안내 시스템이 그런대로 갖춰져 있고 의사 선생님이 진료를 잘 봐 주시니 다음에 내시경 검사나 검진이 필요하면 다시 방문해도 괜찮겠다 싶은 생각이 든다.

 요즘 사람들은 개인적으로 실비 보험을 많이 든다. 검진 목적이 아닌 몸의 질병 때문에 검사와 치료를 위해 병원을 방문하게 되면 실비 보험 혜택을 받을 수 있기 때문에 사람들은 병원비가 비싸더라도 만족스러운 병원을 일부러 찾아간다. 그런 이유에서 환자 유치를 위해 어떤 병원은 진료를 보고 나면 실비 청구까지 서비스로 해 주기도 한다.

나는 병원 시스템을 환자 입장에서 생각하지 않고 직원 입장에서 본인들 위주로 편리하게 만들어 놓는 곳은 절대 다시 방문하지 않는다. 그런 곳은 시스템을 본인들의 업무에만 편하게 만들어 놨기 때문에 환자 입장에서는 매우 불편하고 번거롭다.

아픈 곳을 치료하는 병원도 내가 내 돈을 내고 당당하게 서비스를 받는 공간이다. 그런 이유에서 병원들도 CS 및 경영관리를 위해 지속적으로 노력을 하고 있고 예전보다 고객 응대하는 방법들이 날로 다양해져서 많이 개선되었다. 직원 본인들은 직장에 고용되어 업무를 하는 대가로 월급을 받는 직원인데 본인의 할 일을 제대로 하지 않으면서 환자가 무슨 잘못이라도 한 듯 마냥 다그치는 듯한 응대는 내 주머니 털어가면서까지 절대 경험하고 싶지 않다.

곳곳에 환자 위주의 배려가 담겨 있는 병원은 이용 시간도 단축되고 번거로운 일을 하지 않아도 되기 때문에 **"그 병원 참 편리해!"**라고 이야기하며 지속적으로 방문할 가능성이 높다.

○ 검사 중 무슨 일이 있었던 거야?

평소 소화가 잘 안 되고 복통이 자주 발생하는 통에 위 내시경을 매년 꼭 받는데 수면 내시경을 할까 일반 내시경을 할까 고민하다 수면 내시경을 하게 되었다.

내시경을 시행한 병원은 지방에 있는 친정 근처 병원인데 진료비가 다른 곳보다 싸서 그런지 동네 주민들이 많이 오는 병원이었다.
동의서를 작성하고 앉아서 대기하고 있는데 간호사가 내 이름을 부르길래 이름 부른 곳으로 가서 앉았다.
이름을 부른 곳을 가만 보니, 수면 내시경을 위해 혈관을 잡는 주사실 같은 곳이었는데 간호사는 말도 없이 다짜고짜 내 팔에 고무줄부터 묶는다. 그러고는 혈관이 잘 보이지 않는지 이리저리 찾아보더니 다시 고무줄을 풀고 다른 쪽 팔을 다시 묶는다.

'아니 설명이라도 수면 내시경하려면 수액을 맞아야 한다고 이야기를 하던지, 그리고 수액 주사가 오른쪽이 편한지, 왼쪽이 편한지 물어볼 수는 있지 않나? 내가 물건인가?'

또 혈관을 못 찾겠으면 죄송한데 다른 팔 한번 보겠다고 말이라도 해 주던지 설명을 좀 하면서 해 줘야지 말 한마디 없이 기계처럼 자기 할 일만 하고 있는 직원을 보니 갑자기 울화통이 터진다. 본인이 해야 할 일에 너무 집중한 나머지 환자는 보이지도 않나 보다.

어쨌든 주사를 맞고 나니 앞에서 간호사가 그냥 앞에서 기다리라 한다. 처음부터 설명하나 없더니만 또다시 몇 번 방에서 내시경 검사 예정이니 이동하라, 어디서 언제까지 기다려라 하는 설명이 없다.

'그냥 앉아 있기만 하라는 건가?'

앞에서 그냥 앉아 있으니 직원이 들어오라며 손짓한다. 그제야 안내한 방으로 들어가서 검사를 진행했다. 검사 후 수면 마취가 깨서 보니 옷이 피범벅이다. 이에 대해 설명해 주는 직원도 없다.

검사 중 수액 라인이 빠진 건지, 수면 중이라 나도 모르는 사이 엄청 뒤척이기라도 한 것인지, 무슨 일이 있었던 게 분명한데 내가 일어나서 나갈 때까지 아무도 이야기해 주지 않는다.

검사 결과를 들으러 진료실에 들어갔다. 의사도 내시경 결과 이상이 없다는 얘기는 하는데 내 옷에 묻은 혈액에 관한 얘기는 없다. 궁금해서 오히려 내가 질문했다.

"검사 중에 제가 엄청 난동을 피웠나요? 옷에 혈액이 묻어서…."
"아니오. 무슨 일 없었는데요? 뭐가 묻었나요?"

'검사자도 모르는데 그럼 검사 전에 일이 있었던 건가? 아니면 검사 중 검사자도 모르게 무슨 일이 있었던 건가?' 궁금하긴 했지만, 검사는 끝났고 물어봤자 다들 모른다고 할 것 같아 그냥 포기하고 나왔다.

안 그래도 수면 마취 중 일어나는 여러 가지 사건 사고 기사 때문에 수면 마취 중 내가 알지 못한 사이 어떤 일이 일어난 것 아닌가 하는 불안감, 그리고 설마 내가 이상한 행동을 한 것 아닌가 싶은 생각에 마음이 참 불편했는데, 잠자는 동안 무슨 일이 있었는지 알지 못하니 참 답답한 데다 다시 찾아가고 싶은 생각이 전혀 들지 않는다.

이런 생각을 하다 과거 뉴스 기사를 봤었던 것이 어렴풋이 생각났다. 인천의 한 건강 검진 의료 기관에서 내시경을 받았던 20대 환자가 수면 내시경을 하면서 그 과정을 녹취하였는데 녹취한 파일에 담당 의료진들이 환자의 신상 정보 등에 대해 비하하는 발언이 담겼던 게 드러나 논란이 되었던 기사였다.

수면이나 마취 중 수술이나 시술을 받는 경우, 내가 의식이 없는 상황에서 의료진과 직원들이 어떤 이야기를 나누고 나에게 어떻게 행동을 취했는지 궁금하고 걱정이 되는 것이 사실이다. 종종 기사에서 수술 전 마취 상황이 궁금하여 녹음기를 들고 수술실에 들어갔는데 수술 후 녹음된 대화 내용으로 병원을 고소했다는 이야기를 볼 수 있었다. 기사들을 보면 '진짜 이런 말도 했다고?' 하는 환자의 신체를 비하하는 이야기부터 인신공격까지 하는 대화 내용들이 있어서 너무 놀랐던 기억이 있다. 이런 여러 이유로 최근 수술실 CCTV 설치 의무화법을 제정하고 법을 시행하고자 많은 논의가 이루어지고 있다.

병원에서 치료를 하는 동안 의식이 있는 환자의 경우는 여러 상황을 눈으로 보고 귀를 들으면서 본인이 어떤 것을 하고 있는지 직접 경험을 한다. 그렇게 때문에 그 상황에 대해 즉시 의료진에게 피드백을 받거나 문제가 되는 상황에서는 스스로 해를 당하지 않도록 방어도 가능하다. 반면 의식이 없는 무의식 상황에서의 치료는 대부분 시술이나 수술 등의 과정이기 때문에 그만큼 환자도 긴장을 하는 상황이고 보고 듣지 못한 상황에 대해 알고 싶은 욕구는 참 강해진다.

보통 검사가 끝나고 나면 검사 시 이벤트가 있었을 경우에는 검사에 참여했던 직원이나 의사가 검사 상황에 대해 이야기를 해 준다.
"수면 중에 많이 움직이셔서 저희가 좀 잡고 있었어요."
"수면 약이 많이 들어갔는데도 수면이 잘 되지 않아서 힘을 많이 주시더라고요."
"몸에 힘을 많이 주셔서 집에 가시면 몸에 통증이 좀 있을 수 있어요."

환자가 기억하지 못하는 경험에 대해 미리 안내해 주고 관리해 주는 기관이면 좀 나았을 텐데…. 이런 설명이 하나도 없는 경우나 내가 알지 못하는 무슨 이벤트가 있었을 것 같은 의심이 들었는데도 불구하고 아무 얘기가 없는 병원은 다시 방문하고 싶지 않다.

◯ 직원들이 왜 다 말이 달라요?

　병원을 이용하다 보면 진료는 의사 선생님이 보시는데 설명이 필요하거나 따로 예약이 필요한 것이 있으면 대부분 담당 직원의 안내를 따로 받는다.

　대장 내시경 검사의 경우, 항상 검사 전 미리 약 복용법과 금식 사항을 포함한 주의 사항 등의 설명을 듣게 된다. 대부분 환자는 직원에게 설명 들은 대로 금식하고 약을 복용 한 후에 검사 날짜에 맞춰 검사를 진행한다.

　내시경 검사를 하러 가면 종종 보게 되는 광경들이 있다. 이 날도 어떤 환자가 대장 검사를 완료하고 의사에게 내시경에 대한 설명을 듣고 나오는 중이었는데 환자의 얼굴이 잔뜩 찌푸려져 있다. 그러면서 보호자에게 짜증을 내면서 이야기한다. 의사가 대장 내시경 중 장 청소가 깨끗하게 되지 않아 장 내부를 잘 보지 못하고 그냥 나왔다고 한다며 장 내시경 검사를 재검사하는 것이 좋겠다고 했다며 투덜댄다.

　아마도 검사를 진행한 의사 선생님이 정확한 검사가 되지 않아 결과를 쓰는 데 미흡한 점이 있었던 것인지, 환자에게 이상이 발견될 만한 다른 이유가 있어 재검사까지 이야기하셨을 것 같은데 검사를 받은 환자는 그 힘들고 불편한 과정을 왜 두 번씩이나 해야 하는지 이해하기 힘들어 더욱 언짢을 수밖에 없을 듯하다.

환자가 진료실을 나오자마자 간호사에게 묻는다.
"전날 저녁까지 조금만 먹고 금식하라고 해서 안 먹었는데도 그런 거요? 이럴 수도 있는 거요? 내 주변에 대장 내시경하면서 다시 했단 사람 없는데…. 뭐 잘못된 거 아니요?"

듣고 있던 간호사가 환자의 말에 대답한다.
"저녁 흰죽 드시거나 아예 드시면 안 되는데 잡곡밥과 포도를 드셨는지 씨 같은 것이 많아서 내시경 할 때 씨 때문에 검사가 방해가 되어서요."

그 말을 듣던 환자가 갑자기 환자가 큰소리로 화를 내며 얘기한다.
"나한테 언제 흰죽 먹으라고 얘기했었는데요? 잡곡밥 같은 거 먹지 말라고도 안 했는데?"

간호사가 눈이 휘둥그레지면서 원래 대장 내시경을 할 때는 저녁 가급적 흰죽을 먹든지 안 먹게 한다고 본인들이 다 설명했을 것이라고 재차 강조한다. 간호사와 대화하는 환자의 얼굴이 붉으락푸르락해지면서 탈의실로 가더니만 설명을 받은 기록지를 가지고 나온다.

환자는 기록지에 누군가 볼펜으로 쓴 '**소량**'이라는 단어가 적혀 있는 것을 보여주며 본인은 흰죽을 먹으라는 얘기도 잡곡밥을 먹지 말란 얘기도 없이 이렇게 설명을 받았다고 재차 강조한다.

그때서야 간호사가 말없이 조용히 종이를 바라보면서 누가 작성한 글씨체인지 누가 환자에게 설명한 것인지를 자기들끼리 확인하면서 관련 직원을 찾는다.

그리고는 잠시 후, 종이에 전날 아침부터 흰죽을 드시라고 인쇄되어 있는 안내문을 보여 주면서 여기 이렇게 작성되어 있었는데 못 봤냐고 오히려 환자가 잘못했단 듯이 되레 묻는다. 설명을 잘못해 준 병원의 책임보다는 인쇄된 종이에 적힌 걸 왜 못 보고 그렇게 안 했냐고 잘못을 전적으로 환자기 실수한 것처럼 탓을 돌린다.

옆에서 보고 있는 내가 봐도 참 기가 막힐 노릇이다.

병원을 이용하다 보면 말이 안 되는 상황을 환자의 잘못으로 돌리고 자신들의 잘못은 절대 인정하지 않는 경우가 허다하다. 그리고 이상하리만큼 말을 빙빙 돌려서 꼭 환자가 잘못한 것처럼 얘길 돌려댄다. 젊은 사람들이야 그럴 경우 반박이라도 하지만, 연세 드신 분들은 나이가 들면서 기억력도 흐려지고 판단력도 흐려지기 때문에 상대가 나에게 잘못이 있다고 강력하게 밀어붙이면 '그런가? 내가 진짜 뭘 잘못했나 보다' 하고 바로 본인의 잘못으로 인정하는 경우가 많다.

한 기관에서 행해지는 모든 치료와 처치, 검사 등 환자에게 설명을 해야 할 내용들은 반드시 병원 전체에서 한 가지로 통일하여 관리하여야 한다. 그리고 통일한 것을 모든 직원들과 공유해야 방문한 모든 환자들에게 동일하게 적용되어 똑같은 방법으로 전달된다.

그렇게 해야만 환자에게 잘못 전달될 일도 없을 것이고 환자 또한 재검사해야 하는 불미스러운 일도 발생하지 않는다.

"왜 이 사람 얘기와 저 사람 얘기가 다 달라요? 이 병원은 원칙도 없나요?"

병원에 대기하다 보면 가끔 듣는 민원이다. 사람들은 내가 당연하게 받아야 할 권리를 받지 못했을 때 화가 난다. 그리고 정식 절차대로 잘 해결됐을 경우에는 수긍하지만 책임을 회피하거나 오히려 나에게 책임을 돌릴 때에는 그 병원에 대한 신뢰가 무너지면서 여기저기 자신이 겪은 불쾌감에 대해 이야기한다. 주위에서 듣는 이야기나 SNS에서 볼 수 있는 민원은 대부분 그런 상황에서 불합리하게 받은 대우 때문에 작성된 내용들이다. 글을 보는 사람들도 모두 대부분 수긍하는 내용들이다.

'아…. 이래서 저렇게 불만 글을 올렸구나. 나라도 그러겠다.'
'내가 저 상황이었으면 가만 안 있었다.'

사람에 따라 경험한 결과에 따른 반응들이 다르겠지만, 모든 사람들이 수긍할 만한 불만 글은 칭찬 글보다 훨씬 더 많은 사람에게 공유된다.

많은 사람들이 찾아가는 병원은 그 질환에 특화되어 있거나 병원비가 저렴하여 많은 경험이 있는 병원일 것이다. 환자가 많기 때문에 병원의 직원 또한 같은 검사와 같은 치료 등을 수십 번 반복했을 가능성이 높다. 그럼에도 불구하고 직원들의 업무가 지침화되어 있지 않고 한 가지로 통일되지 못하여 직원에 따라 설명하는 것이 다르다면 경험이 많은 병원이라 하더라도 어디선가 또 반복적인 실수가 지속적으로 발생될 가능성이 높다.

○ 병원 신고 어디에 하나요?

인터넷 검색을 하다 보면 종종 '병원 신고 어디에 하나요? 신고할 수 있나요? 신고했어요.' 등의 글을 볼 수 있다. 그만큼 병원을 이용하면서 겪지 말아야 할 일들을 겪었거나 제대로 받지 못한 사과로 인해 격한 감정으로 작성된 글들이 대부분이다.

사람들은 당연히 받아야 할 서비스를 받지 못하거나 그로 인해 자신이 불편을 겪은 상황을 맞이하게 되면 신고할 곳을 찾아서 신고함으로 본인의 감정을 해소시키든, 신고할 곳을 찾지 못하거나 더 많은 사람에게 알리고 싶을 경우에는 사람들이 많이 보는 곳에 리뷰라는 것을 남긴다. 일반 음식점이든, 가게든 서비스 업종에서 가장 골머리를 앓는 부분이 고객 만족 부분, 서비스 후기 관련 내용이다. 요즘 사람들은 손쉽게 인터넷을 이용할 수 있기 때문에 네이버 영수증 리뷰나 배달 앱의 리뷰를 보고, 후기가 좋은 곳을 보고 빠른 시간에 남들이 좋다는 곳, 후기가 좋은 곳을 선택한다. 리뷰를 보고 불만 글이 수시로 올라오거나 누구나 들어도 사람들이 수긍할 만한 불만 글이 가득한 곳, 그리고 별점이 높지 않은 곳은 선택하지 않는다.

의료도 서비스의 일종으로 보는 현대 사회에서 의료 기관도 마찬가지로 후기 관리가 무척 중요해졌다. 우리도 또한 병원을 이용하면서 짜증도 나고 화가 나는 상황이 발생할 수도 있다. 그리고 SNS에 한 번쯤 글을 남긴 경험도 있을 것이다. 글을 작성할 때 조심해야 할 사항들을 잠시 예를 들어보고자 한다.

가끔 병원을 이용하면서 갑작스럽게 난동 피우는 환자를 볼 때가 있다. 불만을 경험했을 때 사람들의 반응은 제각각인데 본인이 당연히 받아야 할 서비스를 받지 못했거나, 배려를 받지 못하고 존중받지 못했다는 느낌이 들 때 '그냥 재수가 없었다고 생각하고 피하자! 다시는 여기 안 오면 되지!' 하는 사람이 있는 반면 '내가 겪은 이 안 좋은 경험을 그냥 넘어갈 수 없어! 반드시 책임을 물을 거야!'라고 반응하는 사람이 있다. 후자의 사람들은 해당 기관에서 반드시 사과를 받아내고, 사과가 맘에 들지 않거나 사과가 없을 때 내가 원하는 것이 달성될 때까지 큰소리로 자신의 피해 사실을 여기저기 떠들어대며 전달한다.

대부분 사람들은 화가 나고 기분은 나쁘지만 그 일로 더 이상 이야기 하는 것도 싫고 절차가 귀찮기 때문에 '화는 나지만 나만 이용하지 않으면 되지' 하고 그냥 넘어간다. 그리고 간혹 화나는 기분이 풀리지 않아 남아 있을 때는 그것이 풀릴 때까지 기관의 후기를 여기저기 작성하는 사람들도 있다.

우리는 화가 났을 때 옳고 그름의 판단력이 흐려진다. 자칫 잘못하면 내가 화가 나는 글을 쓰다가 감정이 너무 많이 섞여 내가 원하는 방향이 아닌 비방의 글로 전략할 수 있다.

사람에 따라 다르겠지만 너무 과한 비방의 글이 작성되어 게시가 되어 있는 경우를 보면 기관보다는 작성한 사람이 이상해 보이기도 하는 글이 있다. 가끔 어떤 글은 감정의 통제를 하지 못해 기관의 불친절 행태와는 상관없이 과잉 진료다, 돌팔이다 등 본인의 생각이 글 안에 담겨져 있는 것을 본다. 이런 단어가 들어간 글은 오히려 기관에서 명예 훼손이나 영업 방해로 신고당할 수 있는데, 의료 기관들도 그런 글은 운영에 도움이 되지 않기 때문에 실시간으로 삭제하거나 조치를 취한다. 진료 후기를 올리더라도 객관적으로 장단점을 나눠서 올리거나 내가 경험한 사실 부분만 올려 공익 목적이 인정되는 경우는 병원으로 고소나 불이익을 당했을 때 면책 사유가 되지만, 본인의 영역이 아닌 진료 부분에 대한 비방이나 상대에 대한 명예 훼손 등의 글은 후기 한 번 올렸다가 역으로 당할 수 있기 때문에 조심해야 한다. 따라서 후기를 작성할 때는 사실에 의거해서 사실만을 작성해야 하고 개인의 추측이나 의견이 반영되어 있는지 다시 점검하는 것이 필요하다. 그리고 글을 읽고 병원 정보를 얻으려고 하는 사람들도 그 글이 사실에 기반을 두어 작성한 것인지 감정에 치우쳐서 작성이 되어 있는지를 판단하고 필요한 정보를 얻어야 한다.

병원을 이용하면서 신고해야 할 상황은 어떤 것들이 있을까?

만일 병원에서 진료를 받고 진료 비용이 과하게 청구되었다든지, 진료비 부분의 불만이 있을 때는 건강보험심사평가원에 문의하면 해당 진료비에 대한 답변을 들을 수 있으며 질의도 가능하다.

진료 중 발생한 민원이 법에 의한 사건이라면 법적인 처벌을 받겠지만 대부분 법적인 문제보다는 병원을 이용하면서 느낀 불편감과 불친절 등에 대한 사항 같은 것이다. 발생한 민원은 의료 기관 내에 불만을 제기하면, 원만한 합의 과정만으로도 거의 해결된다.

만일 의료 기관과의 합의 과정이 도출되지 않아 민원이 해결되지 않을 때는 따로 신고가 가능한 기관이 있다. 우리나라의 보건소는 해당 지자체에 소재하는 병의원 및 약국을 감독 담당하므로 민원 발생과 신고처는 병원의 관할 보건소가 된다. 간혹 복지부 사이트인 국민신문고에 글을 작성하여 신고했다는 글을 볼 수 있다. 국민신문고에 남겨진 글들도 민원의 종류에 따라 관련된 해당 부서로 민원이 이관되어 진행되는데, 접수된 민원이 보건소에서 관리가 되어야 하는 경우, 그 민원은 보건소로 전달된다. 민원을 받은 보건소는 민원 해결을 위해 해당 병원에 자초지종을 의뢰하고 때로는 민원 해결을 위해 거론된 해당 병원을 조사하기도 한다.

환자들의 국민신문고나 보건소 신고는 자신의 블로그나 가입한 카페에서 절차 없이 하고 싶은 이야기를 작성하는 것과는 달리 본인의 개인정보를 정확히 기입하고 인증 절차 후에 글 작성이 가능하다. 신고라는 것은 정식 기관에 상황을 구체적으로 정확히 구술하고 조사해 달라는 요청이 더해진 것이기 때문에 기관도 접수된 사항에 대해 확인 과정을 거치게 된다. 이를 위해 때때로 담당자는 작성자에게 직접 해당 상황을 듣고 파악하기 위해 전화 통화를 요청하기도 한다.

보건소에 민원이 접수되는 병원은 환자들이 병원을 방문하고 나서 불만을 경험하게 되고 결과적으로 좋지 않은 감정이 쌓여서 신고까지 한 경우일 것이다. 그것도 한 사람이 아닌 여러 명이 병원을 방문하고 비슷한 불만 내용을 올려 관계 기관으로부터 시정 명령을 받았다면, 그 병원은 민원이 접수된 부분에 문제가 있을 확률이 높다. 좋은 병원은 민원을 받음과 동시에 그 문제를 개선하고 다시 재발하지 않도록 노력을 할 것이다. 반면 민원을 자신들의 잘못으로 인정하지 않고 환자의 잘못으로 돌리는 병원은 지속적으로 그 문제로 인해 똑같은 상황이 재발될 가능성이 높다.

여러 사람이 방문해서 비슷한 사항을 지적하고 같은 민원이 지속적으로 제기되는 곳은 방문하는 다른 사람들도 똑같이 그 문제에 불편함을 느끼기 때문에 환자의 재방문율이 높지 않다. 그리고 방문했던 사람들은 민원을 넣었는데도 불구하고 바뀌지 않은 기관을 보고 자신이 겪은 나쁜 경험을 여러 채널을 통해 전달할 것이다.

불만을 가진 정식 신고가 아니라 신고의 성향이 다르긴 하지만 가끔 행정적인 절차가 필요하거나 개인적인 사유로 인해 문의가 필요한데 어디서 해야 할지 모르는 난감한 상황이 생기기도 한다.

환자가 점점 줄고 찾는 환자들이 없어지면 병원은 하루아침에 폐원할 수도 있고, 이름을 바꿔 다른 사람이 다시 오픈하거나 기존의 병원의 형태가 바뀌는 상황이 발생하기도 한다.

지인 분이 동네 의원을 한 2년-3년 다녔는데 어느 순간 진료를 보는 환자 수가 줄어들더니 코로나 이후에는 환자가 눈에 띄게 많이 줄었다고 한다. 그래도 집 앞이고 가까워서 종종 병원을 이용했는데 어느 날 갑자기 당이 높다고 해서서 당뇨 약을 처방받기 시작했다.

그분은 3개월에 한 번씩 병원을 방문해서 당뇨 검사도 하고 먹는 약도 처방받아 지속적으로 복용하다가 살고 있던 집이 재개발이 되면서 어쩔 수 없이 집을 이사해야 했다. 그리고 이사 후 당뇨 치료를 위해 다른 가까운 병원으로 이동하여 당뇨 약을 처방받기 시작하였다.

병원을 이동하고 6개월쯤 됐을 때 그때서야 깜빡 잊고 있던 보험이 생각나서 당뇨 관련 보험금을 청구하고자, 처음 진단을 받았던 병원에 전화를 걸었는데 며칠째 계속 통화 연결이 안 되고 전화를 받지 않더란다. 결국 어쩔 수 없이 병원을 찾아갔는데 병원 안은 이미 비워져 있었고, 병원 자체가 없어져 버렸다고 한다.

그분은 흥분한 목소리로 계속 얘기한다.

"처음 당뇨 진단받은 서류를 보험 회사에서 가져오라고 하는데 병원이 없어지면 못하는 건가? 나 보험 못 받나? 무슨 이런 경우가 다 있어? 아니, 이전을 하면 다른 곳들은 문자 같은 것도 주던데…. 이게 뭔 일인지 모르겠네!"

그리고 어떻게 해야 여기 병원 기록을 찾을 수 있는지 여기저기 물으면서 알아보고 있다고 했다. 보험 회사에서 받을 수 있는 당뇨 진단 금액이 적지 않은 액수여서 못 받는 경우는 억울해서 죽을 것 같다며 가슴을 친다.

한 번도 생각해 보지 않은 상황인데 진짜 다니던 병원이 하루아침에 사라져서 내가 필요한 서류를 발급받지 못해 난감한 일이 발생하면 어떻게 해야 할까? 그런 일이 비일비재하진 않지만 혹시 모르는 일이다.

진짜 다니던 병원이 말도 없이 갑자기 사라지면 어떻게 해야 하나?

> **의료법 제40조 제2항**
>
> 의료 기관의 개설자는 폐업 또는 휴업의 신고를 하는 경우 제22조 또는 제23조에 따라 기록·보존하고 있는 진료 기록부 등을 담당 보건소장에게 넘겨야 한다. 다만, 의료 기관의 개설자가 보건복지부령으로 정하는 바에 따라 진료 기록부 등의 보관 계획서를 제출하여 담당 보건소장의 허가를 받는 경우 이를 직접 보관할 수 있다.

찾아보니 해당 지자체에 소재하는 병원들은 보건소가 감독 담당하므로 병의원이 갑자기 폐업했다고 하더라도 병원 소재지의 보건소에 연락을 하면 진료 기록 등을 받을 수 있는지 여부를 확인할 수 있었다.

코로나로 인해 많은 병원들이 폐업을 했다. 지인의 얘기를 듣고 주변 건물에 있었던 병원들을 한 번씩 둘러보았다.

우리 동네도 주말, 연휴 때도 항상 오픈을 해서, 우리 가족이 잘 다니던 가정의학과도 간판이 갑자기 없어져서 찾아보니 폐업을 한 거였다. 주말 야간에는 직원 없이 의사 선생님 혼자서 접수하고, 진료도 보고 하셨는데….

혼자 하시다 보니 응대도 늦고 접수 서류도 빠지고 그랬었다.

나는 '뭐 혼자 하시니까 그럴 수도 있지! 혼자 하시면서 접수까지 하시는데 바쁘시니 당연히 그럴 수 있으시겠지!' 이렇게 생각하고 다녔는데 동네에서는 아마 그런 상황이 이해가 안 됐었나 보다. 동네 아주머니들 사이에서 종종 의사 선생님의 불친절함과 행정 서비스가 엉망이라는 말이 들려오기 시작했었다.

결국 불친절 등 병원 불편과 관련한 말들과 코로나로 인한 어려운 경기에는 어쩔 수 없으셨는지, 진짜 환자들에게 연락하나 없이 조용히 문을 닫으셨다.

이런 경우가 진짜 종종 있구나!

대학 병원 질관리부서에 있으면서 고객 만족 업무를 한 적이 있다. 보건소나 관련 기관으로 환자의 불만 민원이 접수되면 접수된 기관은 해당 병원으로 관련 민원에 대한 구체적인 설명과 결과를 작성해서 제출하라는 시정 공문을 받게 된다. 그 결과를 보고 다른 의견 등을 추가하여 보건소는 해당 환자에게 답변을 제공한다.

어느 날 보건소에서 민원 공문이 하나 접수되었다. 요즘은 난임 치료를 하는 사람들도 많아져서 난임 치료에 대한 주사제를 접하는 것도 참 쉬운 일인데 그때만 해도 난임 치료가 그렇게 흔하지 않아서 해당 진료과 외의 직원들은 난임 치료에 대해 잘 알지 못하던 상황이었다. 민원을 기관에 접수한 환자는 타 병원에서 난임 치료를 받는 환자였는데 거리가 있어 처방받은 기관까지 가는 것이 힘들어 착상 보조 치료제(프로게

스테론)를 투여하기 위해 회사와 가까운 병원으로 내원한 환자였다.

환자가 처음 주사를 맞기 위해 병원을 방문했을 때, 1층 입구에 있는 안내에서 진료를 보러 온 것도 아니고, 주사만을 맞으러 왔는데 어디로 가야 할지 몰라 문의를 했다 한다.

안내에서는 이런 경우는 한 번도 없어서 행정 절차와 관련한 업무를 하는 원무부에 문의를 한 상태였고, 원무부에서는 환자 진료와는 전혀 관련 없는 부서라 환자를 다시 응급실로 안내했다.

여러 곳을 돌다 응급실로 안내를 받은 환자는 또다시 간호사에게 약제를 보여 주며 주사만 맞으면 된다고 이야기를 했다고 한다. 그 얘기를 들은 간호사가 우리 병원은 아무 정보도 없는 타 병원에서 받아 온 주사 약제를 환자에게 놓아 줄 수가 없다고 단호하게 거절하고, 강압적으로 나가달라 했다는 것이다. 그 과정에서 환자는 문전 박대당한 느낌이 들었고, 본인이 크게 뭐라도 잘못한 것처럼 병원이 강압적으로 환자를 대해 민원을 제기한 상태였다.

그 당시 우리 부서에서도 난임 주사에 대한 지식이 없어 민원을 해결하기 위해 여러 기관에 알아보았었는데 대부분 많은 병원들이 이런 상황을 잘 알지 못했고, 몇 곳에서는 시술병원에서 작성해 준 진료 의뢰서를 보고 해당 진료 과에서 진료 후 투약을 한다는 사실을 알게 되었다. 방문한 환자가 진료 의뢰서를 가지고 의료진에게 설명이라도 했더라면 직원들이 좀 더 전후 사정을 알아보고 응대했을 텐데…. 주사를 다급히 맞아야 하는 환자의 상황도, 타 병원에서 가져온 약이 어떤 약인지, 그리고 약제가 정상적인 보관 상태를 거친 사용해도 괜찮은 약인지 확인이 안 되어 투약할 수도 없는 직원의 상황도 자신들만의 입장이라는 게 있어 참 안타깝기는 했다.

  향후 민원을 넣은 환자에게 병원이 이런 경우가 없어서 대처가 미흡했던 점에 대해 사과드리고 행정적인 절차에 대한 설명과 진료 의뢰서에 대한 내용, 그리고 응급실 직원의 불친절로 인해 당시 환자가 느꼈을 불쾌감에 대해서 충분한 사과와 재발 방지를 위한 대책을 약속드리고 마무리했던 기억이 있다.
  이 사건 이후로 난임 주사제 환자에 대한 대처 방법 공유와 관리에 대해 병원 전체에 공지하고 관련 시스템을 다시 정비했던 기억이 난다.
  현재 난임 환자의 약제 투여는 모자보호사업 지침에 따라 장기간 지속 투약이 필요한 착상 보조 주사제를 인근 주사 시술이 가능한 민간 의료 기관 또는 보건소에 가지고 오면 투약 지원이 가능하다. 시술 병원에서 발행한 진료 의뢰서를 가지고 가까운 투여 병원을 방문하면 주사제를 쉽게 투약받을 수 있다.

  환자가 불만을 이야기할 때 병원이 그 불만에 대해 어떻게 반응하느냐에 따라 환자들의 태도도 달라진다. 만일 어떤 환자가 병원을 방문한 후 어떠한 불편으로 문제를 제기하고 민원을 제기했는데 병원이 그 문제를 해결 없이 그대로 방치한다면 그 문제는 또 다른 사람에게 같은 피해를 지속적으로 주게 될 것이다. 그러다 보면 한두 번 신고가 들어왔었던 그 민원은 점점 그 파급력이 커질 것이고 나중에는 좋지 않은 병원이라고 낙인이 찍힐지도 모른다.

　병원에 민원을 넣었을 때 그 병원이 어떻게 반응하는지 관찰해 보고 문제를 해결하는 병원인지, 그대로 신경 쓰지 않고 방치하는 병원인지 파악하고 지속적으로 다닐 수 있는 병원인지 그냥 더 이상은 방문하기 싫은 병원인지를 결정하여 병원을 선택하는 것도 좋을 듯하다.

○ 불만족을 표현하면 바로 전화가 와요!

　대형 병원은 대부분 고객 상담실을 갖추고 있고 환자가 어디서나 자유롭게 이용할 수 있도록 건의함이나 불만 사항에 대해 즉시 통화할 수 있는 상담 담당자가 있다. 또한 보험심사평가원에서 시행하는 환자 경험 평가와 의료 기관 평가 인증 평가를 받기 때문에 대형 병원들은 고객 만족에 많은 노력과 시간을 투자하고 있으며, 고객 관리를 잘하기 위한 시스템도 갖추고 있다. 대형 병원의 특성상 방문 환자의 수가 많고 대부분 질환의 중증도가 높은 환자들이 찾게 되므로 보호자들도 함께 방문하기 때문에 그에 따른 불만도 다양하게 발생한다. 기관은 환자들의 불만과 요구를 파악하여 문제점을 빨리 개선해야 진료를 더 용이하게 볼 수 있고 환자 만족에도 큰 영향을 줄 수 있기 때문에 환자의 불만족 사항에 보통 귀를 기울인다. 그러나 모든 대형 병원들이 이런 시스템을 가지고 관리하는 것은 아니다. 과거 규모가 큰 대학 병원에 진료를 위해 방문한 적이 있다. 안 그래도 환자가 많아 예약 시간보다 진료 시간이 많이 지연되어 짜증이 나기 시작했는데, 대기 전광판에 보이는 순서대로 하지 않고 환자 중 지인을 중간에 끼워 넣는 것을 보고 민원을 넣은 적이 있다. 그런데 민원 접수 후 연락이 올 줄 알았던 그 병원은 일주일이 지나고 한 달이 지났는데도 연락이 없었다.
　집 앞 작은 의원을 방문해도 불만 상황을 경험할 수 있다. 그러나 어떤 병원들은 보통 고객들이 불만족이나 만족을 남길 수 있는 채널이 없거나 눈에 보이는 채널을 만들어 놓아도 사람들이 이용을 하지 않는다. 아마 채널을 만들어 놓기만 하고 환자들에게 설명을 하지 않아 이용 방법을 알지 못해 사용하지 않을 수도 있다. 또 채널을 통해 한두 번 이용해 봤는데 피드백이 없었거나 만족스럽지 못한 피드백이 돌아와서 사용하지 않을 가능성도 크다. 채널을 통해 내원객들의 불만족이나 만족 의견을 듣는 기관은 자신들의 어떤 부분이 부족한지, 또 환자들이 원하는 부분이 무엇인지 빠르게 수정, 보완이 가능해서 환자들이 만족하는 병원으로 발전할 수 있다. 환자 입장에서도 기대 없이 불만족 글을 작성해서 넣었는데 그 불만족에 대해 설명해 주고 사과까지 한다면 환자가 경험한 불만족은 금세 사라지고 오히려 병원에 대한 고마움이 생길지 모른다.

아직까지 많은 소규모 병원들은 고객 건의함이 비치되어 있지 않거나 홈페이지 운영이 되지 않아서, 병원에 불만을 전달할 방법이 없다. 그래서 사람들은 본인이 쉽게 사용할 수 있는 네이버 방문자 리뷰나 개인 SNS에 글을 남긴다. 네이버 방문자 리뷰나 개인 SNS들은 많은 사람들이 검색이 가능하고 대중에게 노출되다 보니, 사람들은 방문하기 전 남겨진 글들을 읽고 미리 정보를 얻거나 기관에 대한 이미지를 파악하기도 한다. 대부분 방문자는 네이버 방문자 리뷰나 블로그 등에 보이는 칭찬 글들을 보고 방문하기도 하지만, 불만 글 하나 없이 칭찬 글만 가득 적힌 곳은 어쩐지 나쁜 글을 지우고 좋은 글만 남기거나 지인을 통해 좋은 글로만 도배해 놓는 작업을 해 놓은 것이 아닌가, 하고 의심스럽기도 하다. 사람들이 자주 보는 곳에 남겨진 불만 글은 '그 기관에 나는 더

이상 방문하지 않겠다.'는 일종의 감정 표출을 한 글들이기 때문에 그 글을 어떻게 관리하는지에 대한 기관의 반응도 병원 선택에 중요한 팁이 될 수 있다. 칭찬 글이 가득한 리뷰에서 불만 글이 있는 경우, 칭찬 글에만 반응을 작성해 놓고 불만 글은 답변이 작성되지 않은 곳, 불만 글에 오히려 반박 글을 올려놓은 곳들을 볼 수 있다. 그런 곳은 고객의 불만에 신경을 쓰지 않는 기관일 수도 있지만, 간혹 기관 방문 환자 중에서도 블랙 컨슈머들이 있어 일부로 대응하지 않을 수도 있다. 병원 방문 전 작성된 불만 글을 읽을 때에는 그 글이 납득이 가능하도록 작성되어 있는지 확인하고, 구체적으로 어떤 상황이나 어떤 업무에 관한 불만인지 아니면 특정 직원에 대한 불만인지를 파악하고 방문해야 지속적으로 방문할 병원인지를 결정할 수 있다.

작은 소규모 의원이어도 의원 내 불만을 작성하는 건의함이 있고, 병원 홈페이지에서 고객 상담 게시판을 운영하여 고객들의 소리를 가까이에서 듣는 병원들이 있다. 병원 규모와 상관없이 이런 병원은 환자들의 만족을 위해 끊임없이 노력하고 개선하는 곳이다. 병원을 선택할 때 전혀 관리하지 않아 여전한 불만이 지속되는 병원보다 이런 병원이 만족감은 훨씬 높다.

○ 그 병원 너무 감동했어요!

코로나가 오랜 기간 지속되면서 요즘 병원마다 코로나 예방 주사, 코로나 검사 등으로 호흡기 질환 환자들이 북새통이다. 예방 주사를 맞는 기간에는 환자들도 한 병원에 많이 몰리고 직원들도 몰리는 환자들 때문에 응대가 적극적이지 않아 가끔 불만 같은 글을 볼 때도 있다.

이런 시기에 한 인터넷에 병원을 칭찬하는 글이 있어 보게 되었다.

글쓴이가 방문한 병원은 코로나 검사도 시행하고 인플루엔자 독감 주사도 시행하는 내과 의원이었는데 동네에서 독감 주사 비용이 아주 싸서 사람들이 아침 오픈 때부터 밀려드는 곳이었다. 이 의원은 독감 주사 비용이 쌌기 때문에 접종을 하기 위해 몰려든 환자들이 많았는데 인플루엔자 독감 예방주사를 맞으려면 예방 접종 예진 표를 미리 작성하고 이상이 있는지 없는지 의사의 확인 후 접종을 시행한다.

따라서 예방 접종 예진 표를 작성하는 사람들과 작성 후 주사를 맞기 위해 대기하는 사람들, 그리고 코로나 의심 때문에 코로나 검사 및 진료를 보기 위해 대기하는 사람들이 같은 공간에서 있어 대기 환자가 참 많았다.

병원 후기를 작성하신 분은 본인과 남편이 독감 예방 접종을 하기 위해 태어난 지 몇 달 안 된 아기와 남편과 함께 병원을 방문한 분이었다. 어린아이를 데리고 환절기 환자도 많은 병원에 갔다는 것은 아기를 맡길 때가 따로 없었거나 불가피한 상황이었다는 것인데, 독감이며 코로나며 호흡기 증상이 있는 사람들과 같은 공간에 오랜 시간 접촉하다 보면 성인도 아닌 어린아이에게 영향이 가지 않을까 노심초사하며 대기했을 것이다.

부모가 얼마나 걱정이 많았을까?

일하는 직원들은 많은 환자들 응대 때문에 정신이 없었고 부부는 어린 아이를 부둥켜안고 걱정스럽게 대기하고 있었단다. 여러 간호사 중 어떤 간호사 한 분이 그 광경을 보자마자 아기 엄마한테 다가오더니 "**여기는 사람들이 많아 애한테 좋지 않아요. 거기 계시지 말고 뒤쪽으로 저 따라 오세요.**"라며 처치실로 안내했다는 거다.

보통 일하는 직원들은 현재 본인이 해야 할 일들만 쳐다보고, 단지 해야 할 일이 많은 것에만 초점이 맞춰져서 다른 곳에 전혀 신경을 쓰지 않는다. 평소 여러 병원을 방문하면서 병원 안에서 배려라는 단어는 꿈도 못 꿨다. 배려는커녕 불친절이나 당하지 않도록 필요 이상의 얘기는 잘 하지 않는 편인데 아기를 위해 먼저 배려했다는 글을 보니 '저런 병원도 있네?' 싶었다.

종종 어떤 병원에서는 환자 상태가 별로 좋지 않으면 뒷사람에게 대신 양해를 구해 주면서 먼저 들어가게 해 주는 곳도 있긴 했지만 대부분 정말 급해서 사정을 얘기하며 최대한 정중하게 부탁을 해 봐도 직원은 "순서대로 해요. 기다리세요!"라는 딱딱한 말투로 환자를 응대했다.

아이를 안고 전전긍긍했던 부모는 자리를 분리하여 기다리게 해 주고, 요구하기도 전에 먼저 따로 배려를 해 주니 얼마나 고마웠을까?

생각하지도 못한 배려에 정말 감사했을 것 같다.

배려라는 건 힘든 것이 아니다. 그냥 그 상황에서 '내가 저 상황이면 뭐가 필요하지? 뭐가 힘들까?' 한 번만 생각하면 쉽게 할 수 있는 것이 배려인데 점점 배려라는 단어가 사람들에게 잊히는 것 같은 느낌이다.

가끔 진료를 보기 위해 병원에 들어서면 접수대에 있는 직원들이 전화를 받고 있거나 환자 응대를 하고 있거나 하여, 환자가 문을 열고 새로 들어왔는데도 쳐다보기만 할 뿐 신경을 안 쓸 때가 있다. 나이가 젊은 사람들은 기다렸다가 "처음 왔는데요?"라고 이야기하던지 "접수 어떻게 하나요?"라고 쉽게 물어볼 테지만, 나이가 드신 분들은 사람들이 앞에 앉아 있으면 덩달아 그냥 앉아 계신다.

주위 앉아 계신 분들은 다 진료를 보고 돌아가시는데도 어떤 분들은 본인을 부를 때까지 앉아 계신 분들이 있기도 하다. 눈치가 빠르거나 상황 돌아가는 걸 잘 보고 있는 직원들은 문이 열릴 때부터 처음 오신 분인지, 보호자 분인지를 잘 파악하고 "이리로 오세요. 어떻게 오셨어요?" 하고 환자가 접수할 수 있도록 안내한다.

또 가끔 어떤 때는 이런 직원들도 경험한다. 어떤 실수나 누락으로 환자 진료 접수가 누락되었다. 분명 신청서를 쓰고 제출하고 앉아서 대기하고 있는데 도통 대기 판에 환자의 이름이 올라가지 않는다.

한참 기다리다 "저기 접수 됐나요?" 하고 물어보면 누구냐는 식으로 "네?" 하는 반응을 보이며 그때부터 접수증이 어디 있는지 찾기 시작한다. 그리고 "접수증 주셨어요? 어디 주셨어요?"라고 환자에게 묻는다.

환자 입장에서 누가 받았는지 안 받았는지는 중요하지 않다. 진료 접수 누락으로 지금 진료를 보지 못하고 계속해서 앉아서 기다리고 있는 상황이고, 이 상황 해결이 되어야 빨리 진료를 받고 집에 갈 수 있는데, 사라진 접수증을 찾느라고 환자의 시간을 계속 지연시키고 있는 것에 화가 난다.

한참을 찾다가 진료 신청서를 찾으면 그때서야 다시 접수하겠지만, 찾지 못할 경우 다시 처음부터 신청서를 작성하라고 안내한다.

환자 입장에서 조금만이라도 생각했다면, 일단 환자에게 죄송하다고 사과하고 진료부터 볼 수 있는 상황을 만들도록 해결했을 것이다.

그리고 접수증을 분실하는 일이 업무에서 종종 발생하는 일인지, 접수하는 절차에 이상이 있어 이런 일이 또 재발할 것 같은지 파악하고, 이후 회의를 열어 시스템 구축이나 개선을 통해 이 같은 상황이 발생하지 않도록 다시 정비할 것이다.

'환자에 대한 배려.'

지금 어떤 것이 우선적으로 저 환자에게 해결되어야 하는지, 지금 이 순간 필요한 것은 무엇인지 파악하고 배려해 주는 병원은 머지않아 동네 입소문을 타고 좋은 병원으로 자리 잡을 것이다.

"저는 거기 간호사 선생님이 채혈을 너무 잘하고 제 말을 너무 잘 들어줘서 거기 가요! 다른 사람이 피 뽑으러 오면 절대 피 뽑기 싫어요!"

"저 간호사 선생님 여기 관두시면 저도 다른 병원으로 옮기려고요!"

환자의 요구를 빨리 파악하고 환자 입장에서 생각하는 직원은 환자들이 먼저 알아본다. 그 직원이 없어지면 그 직원만큼 대체해 주는 직원이 없어 그 병원에 다시 가고 싶지 않다. 또한 재방문한 병원에서 나를 알아봐 주고 먼저 인사를 건네주는 곳은 왠지 더 친근감도 생기고 정겨운 마음이 든다. 또 내가 어디가 아프고 어떤 진료를 보고 갔는지 나를 알고 있는 사람이기 때문에 진료를 보면서도 병원에 대한 신뢰가 간다.

얼마 전 어머니가 경험한 일이다. 집 앞 정형외과 진료를 보고 집과 거리가 있는 항상 다니시는 내과에 들러 정기적으로 시행하는 당뇨 검사와 당뇨 약을 처방받았다. 진료를 보고 집에 왔는데 정형외과에서 받은 약을 내과에 두고 왔는지 약이 보이지가 않아 한참 약을 찾는다.
'혹시 또 깜빡하고 내과에 약을 두고 왔나?' 싶어 내과에 확인했다.

"아! ○○○님. 안 그래도 여기 대기 의자에 두고 가셨더라고요. 오시겠어요?"라고 묻는다. 거리가 너무 멀고 힘들어서 지금 당장은 못 간다고, 내일 오전에 간다고 했더니 잠시 뭔가 자기들끼리 웅성웅성하는 소리가 들린다.

그리고는 전화를 받은 직원이 주소가 어디 맞으시냐고 물어보면서 퇴근 때 가는 길이 그 동네를 지나가니 지나가다 전해 주겠다고 한다. 가져다주는 것이 당연한 일도 아니고 더군다나 추가적인 일을 하게 되는 것인데도 불구하고 그런 수고를 해 준다고 하니 너무 감동이다.

'많은 병원들 중에 환자의 편의를 위해서 본인의 불편함을 감수하고 해주는 곳이 어디 있을까? 보통은 '가지고 있을 테니 오세요!' 할 텐데….'
그저 감사하고 감사하다.

이렇게 직원들이 환자에 대한 배려가 몸에 배어 있는 곳은 모든 면에서 환자의 요구를 얘기하지 않아도 먼저 해 주는 곳이다. 이런 곳은 환자가 불만이 생길 상황도 안 생길뿐더러 환자가 병원에 불편을 느끼는 상황이 오게 되면 오히려 더 미안해하며 최선을 다해 해결해 줄 것이다.

○ 똑똑한 직원이 좋아요!

의료 기관은 기관 종별에 따라 기관 내에 여러 진료과가 있고 그 진료과 안에서 근무하는 직원들의 직종이 다양하다. 보통 직원들은 본인이 근무하는 진료과의 특성에 따라 어떤 질환 환자들이 방문하는지, 어떤 질환 환자들이 무슨 약제를 처방받고 어떤 검사를 하는지 정도는 알고 있다. 또한 일하는 과정에서 새로운 검사나 새로운 약제 등이 나왔다면 수시로 찾아보고 환자가 질문하는 내용을 미리 정확히 파악하고 답변해 준다.

가끔 어떤 직원들은 업무를 파악하지 못하고 기계적으로 몸의 익숙한 반응에 따라 행동만 하는 사람들이 있다. 그러나 여러 환자들은 병원에서 잘 모르는 검사나 잘 모르는 행위를 할 때는 간호사에게 수시로 질문한다.

"이게 무슨 검사예요? 진료 볼 때 듣긴 들었는데 잘 몰라서…."

환자가 이런 질문을 한다면, 같은 질환으로 방문하는 환자들이 많은 곳은 바로 대답이 나와야 하지만 간혹 "아…. 잠시만요." 하고 대답을 회피하고 눈앞에서 갑자기 사라진다거나, "진료 보실 때 원장님께 안 들으셨어요?" 하고 여쭤보고 다시 얘기해 준다고 기다리라고 하는 직원도 있다.

질문하는 내용에 답을 하지 못한다고 안전사고 같은 불미스러운 사건을 일으킨다고 할 수는 없지만 다음과 같은 사례 등이 발생할 수 있으며, 이런 상황이 쌓이다 보면 예측할 수 없는 사고가 발생할 수도 있어 조심해야 한다.

남성의 일차성 및 이차성 성선 기능 저하증에 테스토스테론 대체 치료로 쓰이는 근육 주사제가 있다. 이 주사제의 경우 유성 용액이라 끈끈해서 주사기에서 근육으로 주입 시 피스톤이 앞으로 잘 밀리지 않는 성향이 있다. 이 약제로 인한 부작용을 예방하기 위해서는 근육 내로만 아주 천천히 주사해야 하고, 주사 후에도 약제가 근육에서 뭉치지 않도록 잘 문질러 줘야 통증이 생기지 않는다.

또한 약제의 성분 때문에 미세 폐색전증이 드물게 나타날 수 있고 기침, 호흡 곤란, 권태감, 다한증, 흉통, 어지럼증, 감각 이상, 실신과 같은 징후와 증상이 투여하는 동안이나 투여 즉시 나타날 수 있어서 근육으로 주입 시, 약물을 천천히 주입해야 한다. 천천히 주입하면서 환자에게 발생할 수 있는 부작용을 관찰하고, 부작용 발생 시 즉시 투여를 중단해야 한다.

이 약제 투약 시 흔히 발생하는 부작용은 여드름이나 주사 부위 통증인데 약물의 특이성을 숙지하지 못하고 그냥 투여 할 경우 여러 문제를 일으킨다. 만일 다른 약들처럼 약제를 빨리 투여하기 위해 주사기 피스톤을 힘으로 누른다면, 누르는 압력에 의해 갑자기 바늘과 주사기가 분리되어 약제가 근육으로 주입되는 것이 아니라 사방으로 튈 위험이 있다. 또한 직원이 빨리 투입하고 다른 일을 하기 위해 급속히 주입할 경우에는 약 설명서에 나오는 부작용이 발생할 가능성이 있으며, 갑자기 응급 상황 발생 시 대처가 어려워 곤란한 상황을 야기할 수 있다.

실제로 이 약을 투여하면서 약제 투약 주의 사항을 확인하지 못해 약제 손실과 환자에게 불편감을 발생시키는 일이 빈번히 발생한다. 주사를 맞으면서 두 번이나 피스톤이 분리되는 경험을 했다는 지인의 이야기를 들었다. 약제의 손실은 병원에서 보상해 주었으나 어느 정도 투여되다가 주사기가 분리되었는지 알 수 없어 좀 찜찜하다고 표현한다.

사람들은 다양한 성향을 지니고 있고 병원에서 근무하는 직원들의 성향도 모두 다르다. 본인이 잘 모르면 그것을 찾아보고 적용시키는 사람이 있는 반면, 본인이 모르는 약제임에도 불구하고 약제나 검사에 대해 전혀 알아보지 않고 의사의 처방에 따라 그대로 처치를 하는 사람이 있다. 처치에 대한 지식이 없는 상태에서 했다가 환자에게 문제가 생기지 않으면 다행인데 갑작스럽게 불미스러운 일이 발생했을 때는 큰 낭패를 겪을 수도 있다. 그런 이유에서 병원에서 환자에게 행하는 행위는 반드시 어떻게 수행해야 하는지 숙지 후에 정확히 시행해야 한다.

대부분 기관은 직원의 교육과 훈련은 어떻게 할까?

의료 기관은 국가에서 지정하는 법적으로 이수해야 하는 법정 의무교육이 있다. 이 의무 교육을 받지 않으면 과징금이 있기 때문에 대부분 기관에서는 직원 교육을 담당하는 부서가 따로 있거나 관리자가 따로 있다. 기관의 직원 수에 따라 받아야 하는 필수 교육 목록은 다르지만 기본적으로 개인 정보 보호 교육, 직장 내 성희롱 예방 교육, 아동 학대 신고 의무자 교육, 노인 학대 신고 의무자 교육, 긴급 복지 지원 신고 의무자 교육, 장애인 학대 신고 의무자 교육, 직장 내 장애인 인식 개선 교육, 결핵 예방 교육, 퇴직 연금 교육, 산업 안전 보건 교육을 받는다. 직무 교육은 직원의 직무에 따라 반드시 받아야 하는 교육인데, 간호사, 영상기사, 진단 검사, 의무기록사, 약사 등 자격을 유지하기 위한 연 1회 보수 교육과 기타 폐기물 처리 및 관리 교육, 마약류 교육 등 해당 직종에 종사하기 위해 받아야 할 교육을 포함한다.

 법적으로 반드시 받아야 할 교육을 받지 않을 경우 과징금이 추징되기 때문에 시간 제약 없이 들을 수 있도록 많은 기관들이 사이버로 진행하는데, 그 외 업무를 하면서 수시로 지식이 필요한 약제 관련 부작용이나 검사 관련 주의 사항 등은 기관이나 부서의 재량에 따라 이루어진다.

 필수가 아닌 교육의 경우, 모든 병원이 전부 다 시행하지는 않는다. 병원마다 관리자의 역량이 다르고 성향도 달라서 특별히 이런 교육이 중요하며 필요하다고 생각하지 않으면, 개인이 알아서 하겠지 하고 별 관심을 두지 않아 내버려 두는 경향이 있다. 어떤 기관들은 근무 시간 외 따로 추가 시간을 내서 교육을 시행할 경우, 교육 시간에 대한 인건비가 추가되기 때문에 각자가 알아서 하도록 공지만 하는 곳도 있다.

 만일 기관 직원의 성향이 스스로 알아서 찾아보는 직원이라면 문제가 없겠지만, 알아보지 않고 지식이 없이 일을 하게 되면 대형 병원 간호사라 하더라도 실수하는 상황이 발생한다.

오랜 경험에 비추어 볼 때, 직원의 성향은 기관의 분위기 또는 관리자의 성향에 따라 달라진다. 기관의 관리자나 관리 직원이 기관의 시스템과 안전, 환자들의 만족에 중점을 두어 운영하기를 원한다면, 그 방향에 맞춰 직원들을 안내하고 관리하기 때문에 새로 입사한 직원들도 그 분위기에 따라 비슷한 성향으로 맞춰지는 경향이 있다. 이런 병원은 직원들이 숙지해야 할 교육이 있다면 그 제목과 순서를 본인들끼리 정하고 돌아가면서 발표하도록 계획을 진행한다. 또한 관리자는 새로운 약제가 생기거나, 검사 중 환자에게 부작용이 나타나면 즉시 직원에게 정보를 공유하고 주의하도록 알려준다. 만일 업무 중 환자에게 문제가 되는 상황이 발생했다면 병원 업무를 시작하기 전 시간이나 마치는 시간을 활용하여 직원들에게 대처 방법과 절차에 대해 다시 공지한다. 이렇게 문제가 되는 상황마다 즉시 실무와 연결하여 주의점을 알려주고 수시로 상황을 점검하기 때문에 그렇지 않은 병원에 비해 직원들의 실수가 당연히 적다.

　어떤 기관의 관리자는 오래된 것만을 추구하여 환자들의 요구를 전혀 듣지 않는 곳이 있다. 한 분야에 오랫동안 업무를 하게 되면 그 안에서는 참 베테랑이 되지만 다른 새로운 경향을 받아들이지 않거나 자신이 하는 것만이 옳다고 생각해서 환자들에게 그 방법을 따르도록 요구하는 경우도 있다. 그들은 오랫동안 해 온 일이기 때문에 너무 익숙한 나머지 모든 사람이 다 알고 있다고 생각한다. 새로운 직원이 오더라도 업무와 관련된 필요한 교육은 없을뿐더러 직원끼리 의사소통도 거의 없기 때문에 이런 병원의 경우 업무 중 실수가 종종 발생하게 된다. 환자가 이야기하는 내용도 직원끼리 소통이 안 되기 때문에 환자는 방금 했던 이야기를 다른 직원에게 다시 또 해야 하는 불편감이 생길지도 모른다. 이런 병원은 실수로 인해 환자에게 큰 피해가 발생하더라도 다른 사람의 탓으로 돌리느라 해결하지 못하고 시간만 낭비할 가능성이 높다.

여러 병원들을 방문하다 보면 어떤 병원은 입구에 들어갈 때부터 직원의 당당함이 느껴지는 병원이 있는 반면, 질문을 해도 알아들었는지 못 알아들었는지 알 수 없는 모호한 표정을 보이거나 질문에 대한 답을 회피하는 것과 같은 반응을 보이기도 한다. 직원의 행동만 보더라도 이 병원의 직원이 제대로 알고 이야기하는지 모르고 행동하는 건지 즉시 파악이 가능하다.

진료도 중요하지만 진료만큼 중요한 것이 직원이 어떻게 설명하고 환자에게 안내하는가이다. 똑똑한 직원은 정확한 지식이 있기 때문에 환자의 질문에 즉시 정확한 답변을 줄 수 있다. 그로 인해 환자들은 직원에 대한 신뢰와 병원에 대한 신뢰가 높아진다.

환자들은 본인들이 원하는 것을 직원이 자세히 설명해 주면서 질문에 대한 확실한 답변을 주거나, 진료 완료 후 검사나 치료 시 사고가 나지 않도록 주의 사항에 대해 이해할 수 있도록 확실한 설명이 가능한 직원이 있는 병원을 선호한다.

내가 다니던 병원이 그런 병원이던가? 다시 한번 관찰해 보자!

III. 의료 기관에서 환자 안전

환자분 성함이 어떻게 되세요?

이 주사 언제 끝나요? 얼마나 걸려요?

주사약을 잘못 맞았어요!

수면 내시경 후 침대에서 떨어졌어요!

못 보던 약이 있는데 이게 맞나요?

병원에서 불이 나면 어떻게 하지?

오른쪽? 왼쪽? 잘못된 영상 검사

예방 주사 오접종?

이거 사고 맞죠?

조영제 맞고 깜짝 놀랐어요!

의료 기관을 선택할 때 무엇보다 중요한 것은 병원이 환자 안전에 기반을 두어 운영되고 있는지 확인하는 것이다. 의료 기관에 내원하는 환자에게 어떠한 경우에도 상해나 위협이 이루어지는 상황이 발생해서는 안 되기 때문에 환자의 안전이 확보되기 위해 기관들은 안전에 대한 규정을 만들고 안전을 유지하기 위한 많은 예방 활동들을 수행한다.

이런 안전 체계가 이루어지지 않으면 순식간에 의도하지 않은 안전사고가 발생할 수 있으며, 발생한 안전사고가 환자에게 위해를 끼치지 않으면 다행이지만 그렇지 않을 경우 장기적·영구적 손상 또는 부작용이나 사망 등을 발생시켜 상상도 못한 사고를 초래할 수도 있다.

흔히 환자 안전사고는 안전 관리가 전혀 되지 않는 개인 의원이나 소형 병원에서 많이 발생한다고 생각한다. 하지만 그렇지 않다. 대형 병원의 경우 내원하는 환자들의 중증도가 높기 때문에 다양한 약제 사용과 잦은 처치를 시행한다. 특히 입원 환자들이 많기 때문에 작은 병원에서 발생하는 환자 안전사고보다 훨씬 다양한 환자 안전 사건들이 발생한다.

환자의 생명을 다루는 의료에서 환자 안전사고는 언제 어디서 발생할지 모르며, 발생할 경우 간단한 치료로 끝날 위해부터 사망에 이를 수 있는 큰 사고까지 생길 수 있기 때문에 모든 상황에서 적절한 절차와 시스템을 갖추는 것이 안전사고를 미연에 예방할 수 있는 방법이다.

지금도 의료 현장에서는 여러 사건들이 발생하고 있지만, 발생할 뻔 했던 사건이나 발생은 했어도 환자에게 중대한 해로 나타나지 않은 사건은 사람들이 알 수 있도록 표면적으로 노출되는 것이 거의 없다. 이런 작은 사건을 개선하지 않으면 사고가 반복되면서 더 큰 사고로 발전할 가능성이 높기 때문에 안전에 중점을 두는 병원들은 개선활동을 수시로 시행한다.

'순식간에 발생한 사고에 당한 당사자가 나, 내 주변 사람이 될 지도 모른다.'

병원 환경에서 안전을 생각하고 관리하는 것은 무엇보다 중요한 사항이며 이번 챕터에서는 의료 기관에서 발생할 수 있는 사건, 사고들에 대해 이야기해 보고자 한다.

○ 환자분 성함이 어떻게 되세요?

요즘 병원을 방문하다 보면 자꾸 이름을 묻는다. 내가 누구인지 얘기 했는데도 물어보고 자꾸 또 물어본다. 몇 번 얘기하다 보면 짜증이 나기 시작한다.

"왜 자꾸 물어봐요! 여태 몇 번 얘기했잖아요!"

직원들은 내가 병원 입구에 발을 들여놓는 순간부터 내 이름을 3-4번은 묻는다. 환자들은 처음 이름을 묻는 질문에는 잘 대답하다가 두 번, 세 번 이름을 묻는 질문이 반복적이게 되면 '대체 내가 몇 번 얘기했는데, 나에 대해 신경을 쓰지 않고 몰라서 또 묻는 거야? 계속 잊어버리고 묻는 거야?' 하며 별별 생각을 다 하게 된다.

환자 확인은 검사나 치료 과정에서 환자가 바뀌게 되면 상상하지 못할 사고로 이어질 수 있기 때문에 그것을 미연에 방지하기 위해서 시행한다. 지금 검사를 받을 환자가 본인이 맞는지, 치료받고 있는 환자가 본인이 맞는지 안전을 위해 확인하는 작업이 매번 필요하기 때문에 환자의 이름을 묻는 일은 여러 번 계속된다. 이런 확인 절차를 수시로 거치는 병원은 안전사고를 미연에 예방하기 위한 절차와 시스템을 갖추었거나 안전사고가 나지 않도록 노력하는 병원이니 신뢰할 만하다.

다음에 소개하는 예시 상황들은 이전에 겪었거나 들려온 사건들을 시나리오로 작성해 본 것이다.

episode 1.

"이름이 어떻게 되세요? 생년월일이 어떻게 되세요?"
진료를 받기 위해 병원을 가면 수없이 듣게 되는 질문 중 하나다.

얼마 전 아들의 감기 증상으로 동네에 있는 작은 소아과를 방문했다. 이 병원은 앱을 사용하는 병원이어서 예약 앱에 아들 이름과 생년월일을 입력하고 접수하면 병원에서 지루하게 기다리지 않고 진료를 볼 수 있어서 자주 이용한다. 게다가 그 병원은 앱으로 환자를 접수하지 않으면 병원 방문 후 접수를 해야 하기 때문에, 훨씬 오랫동안 기다려야 하는 단점이 있어서 진료를 받기 위해서는 병원 방문 전에 미리 예약할 수밖에 없었다.

앱으로 진료 예약을 한 후 병원에 도착하니 간호사가 진료를 받을 사람이 누구냐며 아들 이름을 묻는다. 접수대 전광판에 아들 이름인 정*준이 보이는 것을 확인하고 진료실 앞에 앉아 있었더니, 얼마 대기하지 않았는데 바로 진료실 안으로 들어가라고 안내한다.

아들을 처음 본 의사 선생님이 진료를 보기 위해 아들을 보며 "우준이 어디가 아파서 왔어요?" 한다.

'우준이? 이준이를 잘못 부른 건가? 우리 아들은 이준인데?'

고개를 갸우뚱거리며 "네? 우준이요?" 하고 묻자 이름이 뒤바뀐 사실을 알아챈 간호사가 "아~ 이준이는 다음다음이에요. 죄송해요 이름이 비슷해서 바뀌었네요!" 한다.

대부분 의료 기관에서는 진료실 앞에 모든 사람들이 보이도록 대기 환자 명단을 게시한다. 그러나 환자의 개인 정보 보호를 위해 홍*동처럼 이름 중 일부를 *표 처리하여 이름 전체가 표시되지 않도록 하는 경우에는 위 사례와 같은 상황이 발생할 수 있다. 단순히 상담만 하고 끝내는 진료에서는 환자에게 환자 안전사고가 발생할 가능성은 없지만 투약이나 처치, 수혈 등의 행위에서는 심각한 사고로 발생할 가능성이 있다.

보통 규모가 작은 병원은 접수에서 간호사가 환자를 접수하고 이름을 접수 순서대로 불러 진료실 안으로 이동시키는데, 만일 접수대와 진료실이 분리되어 있고 담당 직원이 각각 있다면 첫 번째 장소에서 환자를 접수하고 두 번째 장소에서 진료를 받도록 안내한다. 이미 접수할 때 이름, 주민 번호, 전화번호 등을 이야기했는데 진료실 앞에서 직원이 이름을 또 묻는다.

"이름이 어떻게 되세요? 생년월일이 어떻게 되세요?"

그리고 진료를 받기 위해 들어간 진료실 안에서 의사가 또다시 같은 질문을 할 때도 있다. 어떤 의사는 처방을 작성하면서 내 이름과 생년월일을 다시 재차 물을 수도 있다. 약 처방이 다른 환자에게 입력되지 않도록 다시 재차 확인하는 과정을 진행한 것인데, 이런 병원은 전 직원이 환자 안전을 위해 노력하는 병원이니 아마도 모든 면에서 안전에 대한 정비를 단단히 하고 있을 것이다.

환자가 진료실에 들어가면, 대부분의 의사들은 진료실로 안내하는 직원들이 환자를 확인했다고 생각하여 재차 확인하지 않는 경향이 있다. 이미 내가 누구라는 건 짐작으로 알고 있고 입구에서 확인 후 진료실 안으로 들여보냈을 것이니 진료실 안에 들어가 회전의자에 앉아 진료를 볼 때도 추가적으로 확인을 하지 않을 가능성이 많다. 하지만 만에 하나 잘못된 환자에게 처방을 하여 환자의 안전에 영향을 미치면 크나큰 실수를 유발할 수 있기 때문에 확인, 또 확인 작업을 여러 번 거쳐야 한다.

예를 들어 우리 아들 이름인 정*준을 불러서 진료실 안으로 들어갔는데 이준이 아니라 우준이로 착각하고 진료를 본 경우를 가정해 보자.
이것저것 검사 후 혈액 수치가 낮아, 다음번 외래 방문 시 수혈하도록 조치를 취한 경우라면 진짜 혈액 수치가 낮은 이준이에게 수혈 행위가 되는 것이 아니라 다음번에 방문한 우준이에게 수혈이 진행될 수 있다는 얘기다. 이런 어처구니없는 상황으로 이름이 다른 우준이에게 혈액형이 다른 혈액이 주입되는 경우가 발생한다면? 걷잡을 수 없는 대형 사고가 발생하게 된다.
환자 안전사고가 발생하기 전에는 '**설마 그런 일이 있겠어? 어떻게 그런 일이 발생할 수가 있어?**' 하고 생각하겠지만 사고라는 것은 순간의 실수로 발생한다.

만일 엑스레이 촬영 후 결핵 진단을 받고 약 처방을 받았는데 내가 아닌 다른 동명이인에게 처방약이 제공된다면?

이렇듯 진료를 받기 전, 접수에서부터 환자 이름이 바뀌게 되면 상상을 초월하는 예측할 수 없는 수많은 사고가 발생할 수 있다.

오히려 내 이름과 생년월일 등을 몇 번이고 확인하지 않는 병원이 이상한 게 아닐까?

환자를 확인하지 않고 일을 하는 곳은 제대로 나를 부르는 것이 맞는지 반드시 확인을 해야 한다. 병원을 가서 보면 자꾸 이름을 확인하는 작업이 불편하기도 하고 짜증스럽기도 하다. 하지만 확인하지 않는 병원보다 확인을 하는 병원이 훨씬 좋은 병원이라는 걸 잊지 말자.

episode 2.

채혈을 하기 위해 많은 환자들이 채혈실 앞에 대기하고 있다. 사람들은 핸드폰을 손에 쥐고 정신없이 핸드폰을 만지작거리거나, 같이 온 사람들과 쏙닥쏙닥 얘기 중이다. 그때 채혈실 직원이 이름을 부른다.

"이진영 님?"

"네!" 하고 일어서는 순간 앞에 앉아있는 연세 지긋한 할아버지께서 "에! 나여~"하고 가서 채혈 의자에 앉는다.

순간 '내 이름 부르는 거 같았는데…. 아닌가? 잘못 들었나?' 싶어 다시 앉았다. 채혈하시는 분께서 앞에 앉은 환자분에게 "할아버지 이진영님 맞으시죠?" 하고 다시 물었는데, 순간 할아버지께서 "어? 나 박○○인디…." 하신다.

다행히도 직원이 채혈 직전 재차 환자가 맞는지 다시 확인 과정을 거쳤고 그때 환자 확인이 되어 잘못된 채혈 사고는 없었지만, 순간 환자를 확인하지 않고 채혈을 했다면 뒤바뀐 검체로 인해 또 다른 상황들이 발생했을지도 모른다.

대부분 사람들은 살면서 한 번쯤 입원을 경험하게 되는데, 병원에 입원하게 되면 외래보다 더 빈번하게 예측하지 못한 많은 일들이 발생한다.

오래전 병원 입원실은 한 병실에 6명, 많게는 8명까지도 침상을 놓을 수 있는 병실이었다. 병실의 침상은 거의 매일 빈 병상이 없이 환자들로 가득했고 입원을 못하는 대기 환자들도 많아 입·퇴원이 매우 잦았던 때이다. 지금이야 대부분 병원들이 병원 시스템을 전산으로 구축하고 의무 기록도 EMR(EMR : Electronic Medical Record)을 사용하니 직원들의 일하는 시간이 많이 단축되었지만 그때만 해도 종이 의무 기록을 사용했기 때문에 병원에서 일어나는 모든 일들을 직원이 수기로 작성해야 했다. 그런 이유로 일하는 직원은 항상 정신없이 바빴고 환자가 누가 누구인지 두 번, 세 번 확인할 시간조차 없이 퇴근 시간 안에 업무를 끝내는 것이 목표였다.

요즘은 대부분 병원들이 환자를 확인하는 과정이 습관화되어 있지만, 예전에는 학교 교과 과정에서 환자 앞에 가서 환자 확인을 반드시 하라고 배우는데도 불구하고, 간호사의 성향에 따라 일이 너무 바쁘다는 이유로 병실 입구에 서서 "○○ 님?" 하고 부르고 환자가 대답하면 그쪽으로 가서 "약 드세요"라든지, "주사 있어요." 하고 즉시 대답한 환자에게 시행할 투약이나 처치를 하곤 했다.

 영리한 간호사, 지혜로운 직원은 학교에서 배웠던 그대로 규칙을 적용해서 정확한 환자인지, 정확한 약물인지, 정확한 용량인지 등을 확인하고 환자에게 처치를 시행할 것이다.
 반면 업무에 능숙하지 못하고 꼼꼼하지 못한 직원은 시간 내에 빨리 모든 것을 해결하려고 이름을 부른 뒤, 대답하는 곳으로 가서 본인 확인 없이 바로 모든 처치를 해 버릴지도 모른다.

 환자의 이름을 부르고 대답하는 환자에게 확인 없이 행위를 해서는 절대 안 되지만 병원에서 이름을 부르면 다음과 같은 상황이 흔히 발생한다.
 병원에 입원을 하면 이른 아침(가끔 이른 새벽) 채혈을 할 때가 있다. 아침 회진 시간 전 환자의 검사 결과를 확인하고 환자의 상태에 맞는 처방을 하기 위해서 이른 아침 시간에 검사를 시행하는데 대부분 환자들이 한참 수면 중일 때 간호사가 입원실로 들어와서 환자의 채혈을 하고 나간다. 어떤 능숙한 간호사는 불도 켜지 않고 라이트만 비추고 들어와서 혈액을 채취하고 나가기도 한다.
 그날도 여느 때와 같이 입구에서 간호사가 조용히 "○○ 님?" 하고 불렀다. 방 안에 누워 있던 노인 두 분께서 "예에?", "여기요~" 하고 동시에 대답한다.

잠결에 누군가 부르니 다들 본인을 부르는 것으로 착각을 하는지 간호사가 본인들 이름과 전혀 상관없는 이름을 불러도 자기를 부르는 줄 알고 대답을 한다. 만일 간호사가 두 명의 대답 중 한 명의 대답만을 듣고 그쪽으로 가서 채혈을 한다면 확인하지 않고 시행한 검체로 인해 문제가 발생할 가능성이 있다. 환자의 대답을 듣고 다시 한번 이름을 확인하는 직원이라면, 환자 안전에 대한 주의를 살피는 직원이다.

얼마 전 전화로 미리 그 날짜에 방문한다고 예약을 하고 검진을 위해 개인 의원을 찾아간 적이 있다. 병원 입구에 들어서자마자 대기하는 사람들이 보인다. 접수처에 있는 직원에게 검진 예약하고 방문했다고 얘기했더니, 내 이야기를 듣자마자 바로 검진이 일사천리로 진행되었다. 기본 검사를 하고 채혈을 위해 채혈실 앞을 보니 여러 명이 한 줄로 쭉 앉아 대기하고 있다. 그리고 직원이 이름을 부르면 환자가 채혈 의자로 가서 채혈이 진행되었다. 직원의 속도가 빠른지 대기 환자들이 순식간에 줄어드는 것이 보였다. 속으로 '이 **병원 엄청 빨리 진행되네…. 뭔가 사람이 많으니 많이 해 봐서 익숙하게 엄청 빨리하나 보다.**' 하고 검진을 1시간 내로 마치고 나왔다. 엄청 빨리 진행된다고 좋아했는데, 저녁쯤 되니 낮에 검진한 병원이라며 전화가 온다.

"○○ 님. 혹시 채혈하시고 가셨어요?"

'음…. 아니 이게 무슨 소리지?'

한 사람이 채혈을 하지 않고 그냥 갔는데 그 사람을 찾는다고 한다. 이후 나에게 더 이상 연락은 없었다.

아마도 여러 사람을 한꺼번에 대기시키고 채혈 의자에 앉을 때 환자 이름은 부르지만, 채혈 시 환자 확인 작업이 없다 보니 누군가 채혈을 하지 않았고 남은 채혈 검사 용기와 채혈 완료한 사람과의 매치가 안 된 느낌이다.

'어떻게 그 한 명을 찾아냈을까?'

채혈한 사람들의 검체가 다 섞인 것이 아니었는지 의심스러워 내 결과가 걱정스럽긴 했다.

만약 진짜 검체 용기가 바뀌어 문제가 되었다면, 본인들이 확인하지 않은 검체들이 어떤 것이 누구 것인지 알 수가 있을까? 결과가 나온다 하더라도 그 결과가 정말 그 환자 것인지 신뢰하고 결과를 방출할 수가 있나?

사람들은 건강을 확인하러 병원을 방문한다. 내 결과가 아닌 것이 내 결과인 것처럼 둔갑하고 없던 질병이 생겨 투약까지 받게 된다면 참 난감해진다.

episode 3. 의약품 투여

20여 년 전 산부인과 병동에서 근무할 때 경험한 일이다. 신규 간호사가 새로 들어오면서 신규 트레이닝을 시키느라 아침 약을 환자에게 함께 투약하였다. 신규 트레이닝이다 보니 신규 간호사에게 환자에게 투약을 지시하고, 문 밖에서 신규 간호사가 잘하고 있는지 관찰하면서 환자들과 밤새 불편한 것이 있었는지 증상이 좀 나아졌는지 대화를 나누는 중이었다.

그 당시 병실에서 투약을 하는 방법은 "○○ 님" 하고 이름을 부르고 "네" 하고 대답을 하면 침상에 붙어 있는 이름표와 성별, 나이 등록 번호 등을 다시 한번 확인 후에 환자에게 직접 약을 손바닥 위에 전달하는 방식이었다.

한 병실의 투약을 끝내고 다른 병실로 이동하여 투약하던 중 옆 병실 A환자가 오더니 화장실 다녀왔는데 본인의 아침약이 바뀌었는지 묻는다.
그 말을 듣던 신규 간호사는 환자가 자리에 없어서 약을 환자 침상 테이블 위에 놓고 왔는데 인수인계 때 약이 바뀐 것은 없었다고 이야기한다.

'앗! 뭔가 이상하다?'

다시 그 병실로 가서 약제의 행방을 찾아보니 A환자의 약은 그 옆자리 B환자가 아직 먹지 않은 채 가지고 있었고 B환자의 약이 A환자의 테이블 위에 놓여 있었다.

신규 간호사에게 전후 사정을 확인해 보았다. 여느 때와 같이 "○○ 님" 하고 이름을 불렀더니 한 할머니께서 누운 채로 "네" 하고 답을 했다 한다. 그리고 이름표를 확인하는데 자세히 보지 않고 비슷한 이름이라 약을 드렸다는 거다.

　게다가 B환자가 누운 채로 이불을 덮고 계셔서 **"지금 드세요"** 하고 환자 손에 쥐여 주었다는데 다행히도 환자는 우리가 확인하던 때까지 누워 있느라 약을 복용하지 않은 상태였다.

　아직 약을 복용을 하지 않아 참 다행스러웠지만 순간 등줄기에서 식은땀이 줄줄 흘렀던 기억이 있다. 만약 간단한 먹는 약이 아닌 주사제나 항암제 같은 특수 약제였으면 어쩔 뻔했을까…. 생각만 해도 아찔하다.

　요즘 대부분 병원은 입원 환자에게 투약할 경우, 개별 약제에 환자 이름, 등록 번호 등이 찍혀 있어 이 약이 내 약인지 확인할 수 있지만 예전엔 환자의 약제가 들어 있는 봉투에만 환자 이름과 등록 번호를 적고 개별 약에는 환자 정보가 기입되지 않았었다. 그런 이유로 약 봉투에서 개별 봉투 약을 하나 빼내게 되면 그 약이 어떤 환자의 것인지를 확인할 수 없어 해당 환자 약 칸에 분리 보관하거나 따로 표식이 필요하였다. 환자들도 약제를 받으면 본인이 계속 복용하던 약이면 알 수 있지만, 평상시 복용하던 약이 아니면 환자에 따라 간호사에게 약을 재차 확인하곤 했다. 대체로 연세가 있으신 분들은 간호사가 약을 제공하면 확인 없이 그냥 먹는 경우가 많아 투약 사고가 발생할 가능성이 매우 높았다.

　사람이 실수할 수 있는 이런 상황을 미연에 방지하고자 요즘 병원에서는 투약을 하기 전 바코드 기계를 이용하기도 한다. 이 시스템은 약제의 바코드와 환자 팔찌에 있는 바코드 정보가 일치하는 경우에 환자에게 약을 제공하는 시스템을 도입하여 사용하는 것인데, 장비 도입과 유지 비용이 있어 아직까지 많은 병원들이 사용하지는 않는다.

기계 사용과 상관없이 병원에서는 환자의 안전이 보장되도록 환자에게 행해질 모든 행위 전 반드시 환자 정보를 확인하고, 어떤 약인지, 무엇 때문에 먹어야 하는지, 왜 해야 하는지, 주의 사항은 무엇인지 등을 환자가 알아들을 수 있도록 설명을 해야 한다. 환자가 알아들었을 때 행위가 이루어질 수 있도록 진행해야 사고를 미연에 막을 수 있다.

우리가 진료를 받을 때, 의사는 환자에게 증상을 물어보고 간단한 문진과 신체 검진 후 그에 맞는 약 처방을 한다. 어떤 의사는 약 처방을 하고 **"며칠 약 드세요. 며칠 약 드시면 괜찮으실 겁니다. 드시고 다시 오세요."** 라고 이야기를 한다. 자세한 약제에 관한 설명보다는 얼마 정도 복용하라는 기간에 중점을 두어 얘기한다. 진료를 받으며 약을 처방받는 이때부터 환자는 어떤 약이 처방되는지 약을 복용하면서 주의할 만한 것이 있는지 확인하는 습관이 필요하다.

진료를 완료한 환자는 병원에서 제공받은 약 처방전을 가까운 약국에 제출하고, 약사에게 간단한 약 설명과 복약 설명서를 함께 제공받는다. 약 그림과 함께 약 이름, 부작용 등이 적혀 있는 복약 설명서를 제공받으면 그나마 다행인데, 가끔 어느 약국에서는 단순히 약 이름과 횟수만 제공하는 경우도 있다.

반드시 약을 제공받아 복용해야 할 때는 내 증상과 맞는 약물인지, 혹시 내가 약물 부작용이 있었던 약이 있는지 확인해 봐야 하고, 약사에게 약물에 대한 정보를 제공받을 때 주의해야 하는 약물이 있는지 다시 한

번 확인받아야 약으로 인한 사고에 대비할 수 있다.

2-3년 전 병원이 처방전을 잘못 발행하여 변비 환자에게 혈압 약을 투여한 기사를 보았다.

80대 고령 환자는 개인 의원에서 변비 때문에 진료를 보았다. 변비가 꾸준히 있어서 증상이 있을 때마다 해당 B병원에 방문하여 약을 처방받아 왔고, 병원 방문 전 두 달간은 꾸준히 약을 복용했는데도 불구하고 환자의 변비 증상은 나아지지 않고 오히려 기력이 떨어지는 증상이 나타나 보건소를 찾아갔다. 보건소에서 환자 상태를 보니, 체중은 두 달 동안 8kg이 줄었고 120에서 80이던 정상 혈압은 82에서 60으로 급격히 떨어진 상태였다.

뭔가 이상하다고 생각한 보건소에서 환자가 먹던 약을 확인했고, 환자가 복용하면 안 되는 고혈압약과 당뇨약이 처방되어 있었다.

어떻게 이런 일이 발생했을까?

환자가 변비약을 처방받으러 병원을 방문한 날, 병원의 전산 시스템이 고장이 나는 바람에 의사는 환자가 이전에 무슨 약을 먹었는지 확인할 수 없었다. 병원은 많은 사람이 이용하기 때문에 오랫동안 병원을 다녔다 하더라도 내가 무슨 약을 먹는지 어떤 검사를 했는지 의무 기록을 다시 보지 않으면 알 수가 없다. 할 수 없이 이 B병원은 궁여지책으로 아래층 약국에서 지난번 처방받아 갔던 처방전을 가져오도록 지시했다.

아래층 약국은 환자가 항상 다니던 단골 약국이었는데, 환자는 매번 다니던 약국이어서 얼굴을 내밀고 병원에서 지난번 컴퓨터가 고장 나서 지난번 처방전을 가져오라고 한다고 이야기한다. 약국 직원은 이 말을 전달하는 환자를 알아보고 즉시 약 처방전을 재출력해 준다.

그러나 참 안타깝게 이때 발생하면 안 되는 문제가 발생한다.

처방전을 발급해 준 직원이 환자의 이름만 확인하고 나머지 정보를 제대로 확인하지 않아, 의뢰한 환자와 동명이인 환자의 처방전을 발급해 주면서 문제가 발생하게 되었다.

80대 환자는 재출력해 준 약 이름이 영어 이름이라 변비약 처방이 맞는지 확인을 하지 않았을 테고, 본인 이름이 적힌 처방전인 것만 확인하였을 것이다. 그리고 잘못된 처방전을 해당 B병원에 제출 후, 당연히 다니던 병원이니 변비약을 처방해 주었을 것이라고 생각하고 열심히 복용하였을 것이다.

병원을 한곳을 지정해서 다니게 되면 내 진료 기록이 누적되어 저장되어 있고 직원들과 안면이 생기는 것은 물론 병원 시설도 익숙해지게 된다. 그리고 직원들도 환자를 기억하게 된다.

병원 직원이 환자를 잘 기억하고 환자가 무엇 때문에 병원을 다니고 있는지 알고 있는 상태라면 이 환자가 무슨 문제가 있는지, 무엇 때문에 진료를 보러 왔는지를 파악하고 진료를 보게 할 수도 있었겠지만, 그 정도로 관계가 형성되어 있지 않다면 어떤 환자인지, 왜 병원에 왔는지 본인이 직원과 의사에게 자세히 설명해야 원하는 진료를 받을 수 있다.

이전 처방전을 잘못 발급한 약국의 문제가 크지만, 환자의 증상을 확인하지 않고 처방전만 보고 동일한 약 처방을 한 병원도 문제가 있다.

향후 약국과 병원은 환자에 대한 피해 보상을 하겠지만 약 복용으로 인해 환자의 건강에 심각한 손상을 주고 생명에 위험이 있었으면 어떻게 되었을까? 만약 환자가 보건소에 가지 않았다면 더 큰 문제를 초래할 수 있었을지도 모른다.

　환자 확인을 하지 않음으로써 발생하는 환자 안전 사건은, 발생할 뻔 했지만 사고까지는 일어나지 않은 아차 사고에서부터 생명을 위협하는 심각한 손상이나 사망 사고까지 발생하게 할 수 있어서 확인을 많이 하는 병원일수록 안전에 더 주의하는 병원임에 틀림없다.

○ 이 주사 언제 끝나요? 얼마나 걸려요?

코로나에 걸린 후로 몸이 예전 같지 않고 감기 기운처럼 몸살기가 지속되었다. 나는 주말 야간에도 운영하는 병원에서 진료를 받고 수액을 처방받았다.

수액을 투여받기 위해 장소를 주사실로 옮겨 직원이 올 때까지 대기하고 누워 있었다. 잠시 후 직원이 들어오더니 나를 확인하지도 않은 채 팔을 당기며 주사를 놓는다. 이름도 확인하지 않고 그냥 말도 없이 주사를 놓기에 오히려 내가 이게 무슨 주사냐고 물었다.

"이게 무슨 주사예요?"

직원은 그냥 짧게 복합 비타민과 면역 주사라고 얘기해 준다. 주사를 놔 주면서 내 이름을 확인하지 않기에 '설마 잘못 놔 주진 않았겠지? 괜찮을 거야…' 생각하면서도 계속 신경이 쓰였다.
직원은 주사를 다 놓은 다음, 수액 들어가는 속도를 조절하지 않고 사용한 주사를 정리한다. 어쩔 수 없이 다시 물었다.

"얼마나 맞아야 하죠?"
"한 시간 맞으시면 돼요."

조절하지 않은 수액은 이미 10분이면 다 들어가도록 빠른 속도로 떨어지고 있어서, 순간 자동적으로 내가 시간을 보며 수액을 조절하고 있었더니 직원이 보면서 묻는다.

"간호사세요?"

'아니 내가 간호사면 어떻고, 일반인이면 어떤지. 그게 왜 중요할까? 다른 사람 같았으면 10분 안에 저 약을 다 맞았을 텐데…. 1시간 맞추려고 조금 남았을 때 발견하면 약이 안 들어가게 잠가 놓으려고 했나?' 짧은 순간 별 생각이 다 들었다.

보통 병원에 입원하게 되면 수액이 시간에 맞춰 떨어지도록 장치가 부착된 수액 라인을 이용하던지 떨어지는 속도를 조절하는 주입 기계를 이용해서 속도를 조절하기도 한다.

대부분 한 번 잠깐 맞고 제거하는 수액은 수액 세트가 비싸기도 하고 수가가 맞지 않기 때문에 속도가 조절되는 세트를 잘 사용하지 않는다. 그래서 수액 챔버를 잠가 수액 떨어지는 속도를 보고 시간을 계산한다. 이때 수액을 조절하지 않으면 시간에 맞춰 들어가야 할 수액이 급속도로 주입될 수 있어 주의해야 한다.

"전 가끔 병원에서 알부민을 맞아요. 보통 알부민 주사는 엄청 오래 걸리는데 한번은 평소보다 엄청 빨리 들어가더라고요."

알부민을 빠르게 투여하면 어떻게 될까?

혈장 알부민 양이 급격하게 증가하면 혈관 내 삼투압이 증가하여 조직에서 모세 혈관으로 수분이 이동하게 되고 조직은 탈수가 오면서 체액 과다 현상이 일어나게 된다. 또한 순환 혈장량이 과다한 환자에게 급속히 주사하게 될 경우, 심장 과부하 등 순환 장애 및 폐부종을 일으키게 할 수 있으므로 주의가 꼭 필요한 약물이다.

다행히도 알부민을 평소보다 좀 빠르게 투여된 환자는 가슴이 좀 답답하다가 괜찮아졌다고 했다. 순식간에 급속도로 들어갔던 것은 아닌 것 같다.

일반적으로 의원에서 투여하는 수액은 비타민 제제나 단백질 제제 등으로 대부분 부작용이 적어 간단하게 수액으로 많이 사용되는 것들이다. 고위험 환자의 치료를 위해 사용되는 수액은 추가적으로 약제들을 섞어 사용하게 되는데 이때는 직원들도 주의 사항을 정확히 숙지 후 투여해야 하고, 환자에게 이상 증상이 발생할 경우 즉시 직원에게 얘기할 수 있도록 환자들의 교육도 필요하다.

간혹 소아를 치료하는 소규모의 병, 의원에서 전해질 불균형 조절을 위해 소량의 염화 나트륨(Nacl)이나 염화 칼륨(Kcl)을 투여하기도 하고, 혈액이 응고되는 것을 예방하기 위해 헤파린(Heparin)이라는 약제도 사용한다. 이런 고위험 약제는 환자에게 함부로 사용되어서는 안 되는 약제로, 대형 병원들도 이런 약제는 고위험 약제로 구분하여 다른 약제들과 분리 보관한다. 어떤 병원은 상황에 따라 환자에게 고위험 약물

사용 전에 환자에게 동의서를 받거나 주의 사항에 대해 따로 교육을 시행하기도 한다.

고위험 약제를 사용하는 환자들은 대부분 매일 혈액 검사를 하여 수치를 비교하거나 약물로 수치를 조절하는 것이 치료이므로 환자 상태에 따라 병원에 입원하여 치료가 이루어진다. 대부분 검사가 즉시 이루어지지 않는 개인 의원에서는 검체 검사를 하는 검사 기계나 검사를 담당하는 직원이 없어 외부 기관에 검체 검사를 의뢰한다. 환자의 검사 결과가 외부 기관을 통해 이루어지기 때문에 대부분 당일에 결과를 볼 수 없다. 그러나 환자의 검사 수치가 비정상일 경우는 검사 결과가 나온 즉시 의뢰 기관에 환자의 결과를 안내한다. 연락을 받은 기관은 즉시 환자를 치료하거나 기관에서 시행하지 못할 상황인 경우는 다른 병원으로 환자를 의뢰하게 된다.

어떤 상황에서는 검사 결과에 따라 고위험 약제를 섞어 수액을 투여할 수 있는데 고위험 약제가 섞여 있는 약제는 반드시 그 투여 속도를 지켜야 한다. 포타슘(K)같은 전해질은 투여 속도를 지키지 않고 급속도로 투입될 경우 심장에 이상이 생겨 환자의 생명에도 영향을 미치며, 혈액 응고를 방지하기 위해 투여하는 Heparin의 경우도 급속하게 투입될 경우 혈액이 지혈되지 않아 환자의 출혈 증상이 있을 때 큰 사고로 이어질 수 있다.

대부분 병원에서 맞는 수액들은 투여 시간이 정해져 있다. 환자에게 투여해야 하는 시간을 의사가 처방을 내기도 하고 처방을 수행하는 직원이 약제의 설명서를 통해 수액의 주의 사항을 보고 투여하기도 한다.

의원에서 수액 투여는 비타민 제제 수액이나 진통제가 섞인 상품화된 수액, 상품화된 아미노산 제제 등을 투여하는데, 그 용량이 100cc에서 250cc 정도이고 가끔 1L 포도당 수액이나 생리 식염수 수액이 투여되기도 한다. 이때 용량과 투여 시간은 대개 의사의 처방에 따라 이루어지며, 약제에 따라 1시간을 투여하거나 2-3시간, 4시간 등 달리 투여될 수 있다.

수액을 투여할 때는 수액 속도를 잘 조절해야 적당한 시간 안에 수액이 정맥으로 주입된다. 수액이 떨어지는 속도를 꼼꼼하게 잘 맞추는 직원이 있는 반면, 바늘만 꽂으면 시간에 관계없이 수액만 들어가는 것이 목표인 것처럼 신경을 쓰지 않는 직원도 있다.

내가 경험한 것처럼 직원이 가끔 수액을 놓고 난 후 수액 챔버를 조절하지 않고 자리를 뜨는 상황이 발생할 수 있으니 떨어지는 수액 속도 계산법을 알아 두는 것도 좋다. **(수액 속도 계산법 부록 1. 참조)**

◯ 주사약을 잘못 맞았어요!

　대부분 집 앞 병, 의원을 방문해서 진료를 받으면 주사를 처방해서 맞는 경우는 그리 많지 않고, 약 처방 후 약만 먹는 경우가 대부분이다.

　며칠 음식을 먹지 못하고 배탈로 인해 탈수가 생겼거나 통증이 너무 심해 주사로 통증을 신속히 경감시킬 목적으로 진료 후 종종 주사를 맞게 된다. 그 상황에서 주사를 맞는 환자가 나 혼자였으면 다른 사람에게 투여될 가능성 없이 제대로 투여되겠지만, 여러 사람이 주사실에 한꺼번에 대기하고 있거나 이미 맞고 있는 환자들 사이에 들어가서 자리를 잡아야 하는 경우는 반드시 확인 또 확인이 필요하다.

　인터넷을 검색하다 보면 잘못된 주사 투여에 관한 많은 기사가 검색된다. 그중에서도 지난해 제주에서 발생한 아기에게 잘못 투여된 '에피네프린' 정맥 주사 투여에 관한 이야기가 검색의 대부분을 차지하고 있다.

　코로나 확진으로 고열과 호흡이 힘든 13개월 아이가 응급실을 통해 입원했다. 의사는 호흡이 힘든 아이를 위해 에피네프린을 섞어 호흡기 치료를 하라고 처방을 냈고, 약물을 준비하는 간호사가 정맥 주사제와 호흡기 주사제(기계에 넣는 약물)를 동시에 준비하면서 준비 과정에서 호흡기 주사제의 주삿바늘을 제거하지 않고 한 트레이에 약을 보관하게 되었다. 호흡기 치료제로 기계에 들어가야 할 환아의 약제가 아이의 혈관으로 주입되면서 발생한 사망 사건이다. 이런 투약 사고 오류는 대형 병원이나 의원이나 상관없이 어디서나 누구에게서나 발생할 수 있어서 발생하지 않도록 하기 위한 예방이 최선이다.

점점 출생하는 아기의 숫자가 줄어들고 대형 병원에서도 소아과 진료가 축소되거나 없어지면서 괜찮다는 동네 소아과는 진료받기가 힘들 정도로 환자들이 몰린다.

입원실이 있는 소아과의 경우, 주사제나 여러 약제를 사용하는 치료가 가능하고, 어떤 병원은 입원실 없이도 외래 방문만으로도 아이의 증상에 따라 간단한 주사나 수액 치료가 가능하다.

수액을 맞기 위해 어린 아이들의 정맥 주사 부위를 찾는 것은 성인보다 시간이 오래 걸리고, 능숙한 간호사가 아니면 수액을 놓고 주사를 맞는 시간이 더 소요되기 때문에 주사를 맞기 전 대기 환자나, 주사 맞고 난 후 수액 투여가 완료되기를 기다리는 환자들로 병원 내부는 사람들로 가득하다. 더더욱 환절기 때는 호흡기 치료를 위한 환자들까지 많아 진료와 치료받기는 더욱 힘들다.

소아과에서 많이 시행하는 호흡기 치료는 네블라이저라는 기계를 사용해서 한다. 처방된 약물을 이 네블라이저라는 기계 안에 넣게 된다. 이후 들어간 약물은 미세한 입자의 기체 상태로 변하여, 환자의 코와 입으로 흡인 분사되는데 이때 연기를 마시게끔 하여 폐까지 전달되도록 하는 호흡기 치료다.

　예전 네블라이저 기계 안에 넣던 벤톨린이라는 약물은 하나의 Bottle로 생산되어 약물을 사용하기 위해서는 주사기로 적정량만 뽑아 쓰는 형태였다. 요즘은 상품화된 1회용 약제가 많이 개발되어 대부분 1회용 약제를 많이 사용한다. 상품화된 1회용 약제는 간호사가 따로 약과 생리 식염수를 믹스해서 주사기에 섞을 필요가 없다. 간혹 아이의 상태에 따라 호흡기 증상이 심할 경우, 기관지를 확장시켜 줄 목적으로 에피네프린을 입과 코에 연기로 흡인시키는 치료를 한다. 에피네프린은 정맥 투여 시 환자의 상태 또는 환자의 몸무게에 따라 용량을 결정하여 투여되는 약이다.

　많은 병원에서 대부분 정맥 주사로 투여할 약은 주사를 준비하는 준비실에서 따로 준비한다. 그리고 환자에게 투여할 약제는 사용할 용량만큼만 주사기에 미리 뽑아서 준비해 놓은 다음, 환자에게 가져가서 투여한다. 호흡기 치료를 위한 약제(에피네프린 및 보틀로 소량 나눠 써야 하는 약제) 또한 생리 식염수와 약제를 같이 섞어 만들어야 하기 때문에 병원에 따라 주사기로 뽑아서 사용 약을 보관해 놓기도 한다.

　약을 조제할 때 정말 혼돈되는 것이, 정맥에 투입될 약과 호흡기 기계에 들어가야 할 약을 아무 표식 없이 주사기에 놓고 보면 구분이 어렵다는 것이다. 주사약제의 용액 색깔이 같고, 같은 종류의 주사기로 만들어 놓고 이 약이 어떤 약인지 약 이름을 써놓거나 주사 방법을 따로 구분해 놓지 않으면, 어느 누가 하더라도 어떤 약이 어떤 약인지 알 수가 없다.

특히 호흡기로 투여해야 하는 주사제가 아닌 흡입제의 경우, 잘못 투여되면 환자의 생명에 큰 영향을 미치기 때문에 호흡기 치료용 약제를 준비했을 때는 반드시 표식을 하거나 바늘을 아예 제거하여 혈관으로 들어가지 않는 약으로 표식 방법을 따로 만드는 등 병원만의 약속을 정해야 한다.

코로나 시기에 발생한 대형 병원에서의 에피네프린 투여 사건 뿐 아니라 에피네프린 호흡기 치료제를 잘못 투여하여 생긴 사건들은 인터넷 검색을 통해 종종 찾아볼 수 있었다. 호흡기에 투여되어야 할 에피네프린이 정맥 주사로 잘못 투여되어 여러 신경 손상이 발생한 환자는 몇 년이 넘도록 병원 생활을 하고 있다는 글도 있었고, 18개월 된 아이에게 투여되었지만 약제가 혈관에 주입되기 전 즉시 수액 라인을 잠가 집중 관찰 후 퇴원했다는 글도 있었다. 남겨진 글로 미루어 짐작했을 때 환자에게 큰 해가 발생하지 않아 환자 상태만 지속적으로 관찰하다 사건이 마무리된 것 같다. 흡입제를 잘못 투여하여 발생하는 일들이 지속적으로 재발되는 투약 사건들이라 더욱더 안타깝다.

'사람이 하는 모든 일은 실수하기 마련이다.'

기관은 같은 실수를 반복하지 않기 위해서 절차와 시스템을 정비하거나 확인이라는 단계를 더욱 강화함으로 사고를 사전에 예방해야 한다.

아이에게 고열이 있어 탈수 증상이 있을 때 대부분 수액 주사를 맞는다. 열로 인해 지쳐 있는 아이를 돌보느라 아이를 데려온 보호자도 우왕좌왕하다 아이가 수액을 맞기 시작하면 한 침대에서 같이 졸거나 쉬고 있는 경우를 많이 본다.

이때 간호사는 커튼이 가려진 침대 사이를 아이가 괜찮은지, 수액이 잘 들어가고 있는지 종종 확인하며 다닌다. 그리고 아이의 상태에 따라 추가적으로 처방된 주사약이 수액 세트의 연결 관을 통해 주입되어야 할 때도 생긴다.

대부분 소아과는 계절에 따라 유행하는 질환들이 있어 내원하는 아이들의 증상과 치료가 비슷한 경우가 많다. 이 날도 다른 날과 비슷하게 한 아이가 긴장감이 풀렸는지 수액을 맞고 있는 채로 침대에 누워 잠이 들었고, 아이의 엄마도 꾸벅꾸벅 졸고 있었다. 그러던 중 아이 엄마는 간호사가 커튼 안으로 들어오는 인기척을 듣고 잠에서 깨어 보고 있었는데, 들어온 간호사는 아이의 수액 라인에 무언가 주사를 놓고 나갔다.

'말도 없이 뭘 주고 가는 거지?'

잠에서 깬 엄마는 간호사가 말도 없이 아이에게 주사 같은 것을 주고 가자 간호사실로 가서 아이에게 무슨 주사가 또 있었냐고 물었다.

"○○는 주사 없는데요? 수액만 맞고 가시면 되요."라고 대답한다.

그 말을 듣고 있던 주사를 놓고 간 간호사가 화들짝 놀라며 어쩔 줄을 몰라 한다. 그리고 해열제가 잘못 들어갔다고 이야기한다.

간호사는 아이와 엄마가 자고 있으니 환자 확인을 하지 않고 약이 들어갈 아이가 맞을 것이라 추측하고 투여했다 한다.

이런 상황은 아이를 데리고 병원에 가면 쉽게 일어날 수 있는 상황이다.

투약 사고는 순식간에 일어난다. 그리고 어떤 약이든지 내가 맞아야 할 약이 아닌 다른 약이 투약되었을 때의 불안감은 이루 말할 수 없다. 특히 성인보다 소아과 아이들에게 투약할 때는 더 주의를 요한다. 주변 엄마들만 보아도 성인보다 아이들이 아플 때 더 예민해지고 걱정이 많아지는 걸 볼 수 있다. 그만큼 아이들은 작은 증상에도 크게 반응하고 응급 상황이 발생할 가능성이 높기 때문에 아이가 아프면 치료를 받는 과정에서 부모들은 많이 긴장을 한다.

한 대학 병원에서 9개월 아기에게 유산균 대신 '성인용 항경련제'를 잘못 투약하는 사건이 있었다. 장염 진단을 받고 입원한 9개월 아기에게 병원의 간호사가 실수로 다른 환자에게 제공해야 하는 약을 잘못 투여한 것인데 아기 엄마가 아기가 알약을 먹을 수 없다고 재차 확인했음에도 불구하고 간호사가 약이 맞다며 그냥 투약 지시를 해서 벌어진 사건이었다.

아기는 관찰 후 다른 증상은 없이 회복이 되었으나 향후 어떤 일이 발생할지 몰라 마음을 놓을 수 없다는 글이었다.

이런 기사나 글들을 볼 때마다 의심이 나거나 잘 모르는 행위를 시행할 때, 정확히 어떤 약인지 왜 투여가 되어야 하는지 구체적으로 질문하는 습관을 가져야겠다고 다짐한다.

"이 약이 무슨 약인가요?"

투약 전 즉시 약에 대해 질문을 하고, 질문에 대한 답이 아이의 증상과 상관없는 약이라면, "아이의 증상은 ○○○○인데 다시 한번 확인해 주시겠어요?"라고 반드시 재요청하자.

의사 표현을 잘못하거나, 이야기를 해도 이해할 수 없는 나이인 아동에게 투약할 때는 보통 보호자에게 이야기하거나 확인을 하는데 보호자는 이 상황에서는 반드시 더 주의를 기울여야 한다.

주사약이 잘못 투여되었지만 표면적으로 나타나는 증상이 없거나 경미한 증상만 있을 경우, 병원이 후속 처치를 어떻게 하는지에 따라 병원의 신뢰가 달라진다. 어떤 병원은 사고를 인지한 즉시 환자와 보호자에게 진심으로 사과하고 환자의 상태에 집중하고 더 이상 해가 가지 않도록 관찰과 치료를 한다.

어떤 병원은 사고 후 그다지 해를 끼치는 약이 아니어서 증상은 없을 것이라는 등 대수롭지 않게 넘어가려는 곳도 있다. 또 어떤 병원에서는 사고에 대해 불만을 제기하면, 아무 문제가 없는데 왜 그러냐며 법적으로 신고해 보라고 오히려 적반하장으로 나오는 곳도 있다.

투약과 관련된 사건은 인터넷을 조금만 둘러봐도 발견할 수 있다.

A씨는 수액을 맞기 위해 집 앞 의원을 방문했다. 수액을 맞는 과정에서 직원이 챔버 조절을 하지 않아 1시간 맞는다는 수액이 10분도 안 되어 다 들어가 버렸다. 그 상황을 지켜 본 환자 A씨가 너무 놀라서 "이게 벌써 다 들어갔어요!" 하고 소리쳤다. 당황한 직원이 우물쭈물하며 난감해하던 사이 환자의 소리를 듣고 온 의사가 "아이고 이게 빨리 들어갔나요? 조절이 잘 안 됐나 보군요." 하며 천천히 1시간 맞아야 좋은데 빨리 들어가도 괜찮다며 빨리 들어가서 약효가 훨씬 더 좋을 거라고 웃으면서 이야기했다고 한다.

입원 중인 A씨는 내일이면 퇴원이다. 잠을 청하려고 하는 찰나 간호사가 약 드시고 주무시라며 약 두 알을 건넨다. 그 약을 먹고 밤새 배가 아파 화장실을 들락날락거렸는데 알고 보니, 변비가 심한 옆방 환자에게 투여되어야 할 약이 잘못 전달되어 복용하게 된 것이었다. 아침이 되고 의료진이 방문해서 건혀 건강에 전혀 문제없는 약이어서 괜찮다고 얘기하며 사과해야 할 환자에게 별다른 반응 없이 넘어간다.

약이 잘못 투여됐다는 것은 환자에게 반응이 작게 나타나든 크게 나타나든 투약 사고를 일으킨 것이다. 만일 환자에게 문제가 전혀 없는 약제라며 계속 투약 실수를 가볍게 여기다가 이런 실수가 여러 차례 반복되다 보면 환자의 생명에 영향을 주는 정말 중요한 약제를 잘못 투여하게 되는 심각한 사고로 이어질 수도 있다. 사고가 발생하게 되면 그때는 이미 늦었다. 환자에게 문제가 되는 투약 사고가 발생했을 때 그 사고를 어떻게 처리하는지, 또 약물을 환자에게 투여하는 시스템이 어떻게 되어 있는지 살펴보는 것도 병원을 선택할 수 있는 정보가 된다.

　대부분 사고는 이후 개선하지 않으면 반드시 또다시 재발되기 마련이다. 신뢰할 수 있는 병원은 사고가 발생한 후 다시 재발되지 않도록 시스템이나 절차를 마련하고 왜 문제가 발생했는지 원인을 파악하고 개선한다. 방문한 기관이 투약을 할 때 어떤 방법으로 어떻게 시행하는지, 안전한 방법으로 투여되도록 하는 절차가 있는지 관찰하는 것도 병원 선택에 있어 참고할 수 있는 방법이다.

○ 수면 내시경 후 침대에서 떨어졌어요!

 대형 병원이나 병, 의원이나 구분 없이 의료 기관에서 가장 많이 발생하는 안전사고가 낙상 사고이다. 낙상 사고는 의식이 있는 경우에도 노년기 환자들에게 흔하게 발생하지만 일반 성인들 또한 진정제 등 약물을 투여했거나 질병으로 인해 기력이 없는 경우 낙상이 발생할 상황이 생길 수 있으니 각별히 주의해야 한다.

 올해 56세인 A씨는 평소 술, 담배를 즐기는 데다 퇴근 후 치킨에 맥주를 잘 먹던 사람이다. 어느 날부터 갑자기 소화가 잘 되지 않고 복통이 생겼다. 집 앞 내과를 찾아가서 진료를 봤더니 내시경 검사를 언제 했냐고 질문하면서 위, 대장 내시경을 시행하자고 한다. 그리고 직원의 안내를 받아 바로 다음 날 수면으로 내시경 검사를 시행하기로 한다. 다음 날 환자는 내시경 검사를 위해 병원에 도착하였다. 새벽부터 복용한 약 때문에 몸은 기운도 없고 나른하였다. 검사가 시작되고부터 기억은 없는데 눈을 떠 보니 침대에 혼자 누워 있었다. 몸은 여전히 나른했지만 주위를 둘러봐도 직원은 보이지 않고 혼자만 누워 있는 것 같아 밖으로 나가려고 일어나려는 순간, 몸이 내가 원하는 대로 움직여지지 않고 비틀거리다 바닥에 쿵! 넘어졌다. 분명 정신은 멀쩡했는데 갑자기 일어나니 몸이 휘청거리더니 순식간에 아래로 꼬꾸라졌는데 그 순간 갑자기 눈앞이 깜깜해지고 이마 쪽이 아프더니 침대 모서리에 이마를 부딪쳐서

1cm 정도 찢어지는 상처가 생겼다.

  보통 수면으로 검사를 시행하게 될 경우, 반드시 보호자와 같이 동행할 것과 수면 후 어지럼증이 있을 수 있으니 간호사나 직원의 도움 없이는 일어나지 말라는 주의 사항 교육, 이상이 있을 때 콜벨 등을 이용하여 직원에게 요청하라는 안내 등을 하기 마련인데 A씨는 그런 얘기를 듣지 못했다.

  또한 A씨가 침대에 누워 회복하고 있는 동안 간호사는 내시경 검사 후 장비를 소독하고, 다른 환자들을 안내하느라 회복실에 있는 환자를 돌보지 못했다. 환자는 수면이 깨지 않은 채 주위를 돌아보다 아무도 없자 스스로 나오다가 사고가 난 것인데 주위 어느 곳에도 어지러울 수 있으니 주의하라는 내용과 낙상에 관한 안내도 전혀 보이지 않았다.

  위, 대장 수면 내시경을 끝내고 회복실에서 회복을 완료한 남자 환자 B씨는 옷을 갈아입기 위해 간호사와 함께 회복실을 퇴실하고 혼자 탈의실로 이동했다. 탈의실에서 옷을 갈아입다 중심을 잃고 넘어져서 다리에 타박상을 입었다. B씨 또한 수면 내시경 후 어지러울 수 있으니 주의해야 한다는 내용을 듣지 못했다.

  보통 수면 내시경을 시행 시 진정제가 투여되기 때문에 부작용에 대한 내용과 함께 동의서를 작성한다. 큰 수술이나 어려운 시술 등의 동의서를 작성할 때는 의사의 설명을 주의 깊게 듣거나 모르는 것은 질문도 하지만, 내시경 동의서 작성 시에 의사가 하는 설명을 대부분 꼼꼼히 듣지 않고 서명을 하는 경향이 있다. 설명을 듣고 동의서를 작성하면, 설명을 했던 동의서는 병원에서 내부 의무 기록으로 보관한다. 이 때문에 어떤 병원들은 동의서 작성 후 환자가 주의해야 할 사항은 따로 팸플릿으로 만들어 자료를 제공하고 주의 사항을 읽어 보라고 하거나, 때로는 상담 직원이 따로 교육을 시켜주기도 한다.

어떤 병원은 바쁘다는 이유로 주의 사항 내용을 병원 벽에 부착하여 읽어 보라고 하는 병원도 있고, 아예 주의 사항에 대해 지나가듯 이야기하여 환자는 그것이 주의 사항이었는지 인지도 못하는 경우도 있다. 수많은 환자들이 같은 검사를 하고 같은 치료를 하는 병원에서는 이미 직원 본인들은 어떤 검사인지, 어떤 부작용이 날 수 있는지 너무 잘 알고 있으면서, 환자들도 본인들과 같이 대부분 알고 있을 것이라고 생각해서 설명을 잘하지 않거나 "받아보셨죠?"라고 얘기하고 대충 넘어갈 때도 있다.

수면 내시경을 한 번쯤 해 본 사람들은 수면 내시경이 매우 간단하고 검사 후에 바로 깨서 정상 생활을 할 수 있는 별거 아닌 검사라고 생각하지만 약제의 부작용은 언제, 누구한테나 순간적으로 발생할 수 있기 때문에 항상 조심해야 한다.

건강 검진 중 우리는 수면 내시경을 많이 한다. 사람들은 일반 내시경으로 불편감을 경험하는 것보다 잠시 자고 일어나면 검사가 완료되어 있는 수면 내시경을 훨씬 더 선호한다.

병, 의원 등 대형 의료 기관에서도 기관들과 협약하여 종합 검진이나 직장 검진 등을 많이 시행하는데 이때 사람들은 수면 내시경 검사를 받은 뒤 스스로 운전을 하여 일터에 복귀하는 사례들이 종종 있다. 수면 내시경을 하고 주의 사항을 지키지 못해 난감한 일이 발생한 다음 사례를 보자.

직장 연계로 종합 검진을 마치고 회사로 돌아가던 여자 환자 A씨는 비몽사몽이긴 했지만, 정신은 괜찮은 것 같았다. 10분이면 회사로 이동할 수 있는 거리니 아무 생각 없이 운전대를 잡았다. 2-3분 운전대를 잡고 이동하던 A씨는 갑자기 술을 마신 것처럼 머리가 어지럽고 몽롱하더니 반대편 차선에 서 있던 차를 들이받는 교통사고를 일으켰다. 결국 차 앞부분이 모두 파손되고, A씨는 다리의 골절과 머리를 다치는 중상을 입고 병원에 입원하였다.

수면 내시경 후 운전대를 잡았다가 불미스러운 일을 당한 사건은 인터넷 검색에서도 많이 찾아볼 수 있다. 간단한 접촉 사고부터 사망에 이르는 대형 사고까지 발생할 수 있으니 사전 주의 사항에 대한 내용을 꼭 숙지하고 주의해야 한다.

병원마다 수면 내시경에 대한 교육 내용과 교육하는 방법들은 천차만별이다.

- 어떤 병원은 진료실에서 내시경 검사에 대한 간단한 설명을 하며 의사가 환자에게 동의서를 받고, 직원이 대장 약제 복용 방법을 설명하면서 내시경에 대한 주의 사항이 적힌 간단한 팸플릿을 읽어 보라며 제공한다.
- 어떤 병원은 동의서에 대한 설명 없이 서명하게 하고 그냥 주의 사항을 읽어 보라며 종이 한 장을 주고 복용하는 약물에 대해서만 설명하는 곳도 있다.
- 어떤 병원은 '해 보셨죠?'라고 묻고 서명지만 내미는 곳도 있다.

주의 사항에 대해 직접 설명을 하는 병원도 어떻게 설명하느냐에 따라 환자가 받아들이는 내용은 달라질 수 있다.

A 병원 설명	B 병원 설명
"검사 후 회복실에서 회복 후 나갑니다. "검사 후 어지러울 수 있어요." "보호자 동반하시는 것이 좋아요." "가급적 운전은 피하세요."	"수면이 완전히 깰 수 있도록 회복실에서 30분에서 1시간 정도 회복하게 됩니다. 회복 후에도 어지러울 수 있어 일어나실 때 주의하셔야 합니다. 간혹 의지와 상관없이 어지럼증이 있어 넘어질 수 있으니, 일어나실 때 직원의 부축을 받거나, 자리에서 콜벨을 누르시면 도와드리겠습니다." "회복실에서 퇴실 때도 투여된 진정제로 인해 운전은 하시면 안 됩니다. 수면 내시경 후 운전으로 인한 사고가 발생할 수 있으니 대중교통을 이용하세요. 퇴실 시에도 반드시 보호자와 동반하여 퇴실하십시오. 사고를 예방할 수 있습니다."

어떤 병원에서는 종이를 보여 주면서 설명을 하는데 A병원처럼 그 글씨만 읽고 간단히 넘어간다. 설명을 듣는 환자는 묵묵히 듣고 있으나 '아! 그럴 수도 있구나?'라고만 생각하지 만약에 발생하게 될 주의 사항에 대해서 심각하게 생각하지 않는다.

B병원의 경우 똑같은 주의 사항을 설명할 때 사고가 왜 생길 수가 있

는지 구체적으로 설명한다. 설명을 들은 환자는 진정제 투여 때문에 부작용이 발생할 수 있으니 주의해야겠다는 생각이 강하게 들 수 있다.

우리는 중요하다고 생각될 때, 그것이 기억에 남도록 중요한 내용에서는 강하게 한 번 더 반복해서 알려 줌으로 강조하거나, 내용을 종이로 전달할 때는 중요 부분에 밑줄이나 표시를 해서 한 번 더 보도록 유도한다. 아무리 설명하고 강조해도 듣는 사람이 귀 기울여 듣지 않으면 무용지물이 될 것이고, 들었더라도 빠른 시간 내에 검사가 이루어지지 않게 되면 들은 기억이 사라져 버리기도 한다.

요즘 어떤 병원들은 내시경 검사에 대한 주의 사항을 동영상을 제작하여 환자에게 문자로 보내주거나, 전날 저녁이나 오전에 문자로 주의 사항을 다시 한번 상기시켜 주거나, 병원 벽면 곳곳에 주의 사항에 대한 문구를 작성하여 부착시켜 놓고 환자가 쉽게 보고 따르도록 해 놓는 곳도 있다. 이런 곳은 그만큼 발생하게 될 안전사고에 대비하고 안전에 대한 중요성을 강조하는 병원이란 생각이 들어 신뢰가 간다.

우리는 시술이나 수술 등을 시행하기 전 반드시 동의서라는 것을 작성한다. 수술 후 문제가 발생할 것을 대비하여 미리 작성하는 것으로 실시하는 시술이나 수술에 대해 의사가 구체적으로 환자에게 발생하거나 발생할 수 있는 가능한 진단명, 수/시술의 필요성과 어떻게 시행하는 수/시술인지 방법과 내용, 그리고 수/시술을 함으로 예상되는 후유증과 부작용, 환자가 반드시 준수해야 할 사항 등을 설명을 하고 환자에게 직접 서명을 받는다. 큰 수술이나 시술은 그만큼 위험성도 높고 부작용 등도 발생할 가능성이 있기 때문에 만일의 사고에 대비하여 의사 또한 설명한 내용을 추가적으로 동의서에 기록도 한다.

반면 내시경 시 작성해야 하는 진정 치료에 관한 동의서는 설명을 정말 잘 해 주는 의사들도 물론 있지만, 발생할 수 있는 최악의 상태에 대해서만 이야기하거나 별 대수롭지 않게 설명하고 서명만 받아 보관하는 곳도 있다. 어떤 곳에서는 의사의 설명 없이 기타 주의 사항에 대해서만 담당 직원이 따로 설명하기도 한다.

어떠한 경우라도 환자는 검사나 수/시술을 하는 방법과 주의 사항을 이해해야 한다. 더불어 검사나 수/시술이 끝난 후에도 무엇을 주의해야 하고 금기시해야 하는지 설명을 듣고 이해를 해야 검사나 수/시술 후 발생할 수 있는 상황에 대해 대처할 수 있다.

"그 병원 선생님 너무 설명을 잘 해 줘서 신뢰가 가!"

환자가 이해할 수 있는 언어로 설명을 잘 해 주는 병원, 만일이라도 발생할 수 있는 상황에 대비하여 환자에게 꼼꼼하게 검사에 대해 설명하고, 검사 후 주의 사항에 대해 꼼꼼하게 알려 주며 그것을 병원 곳곳에 게시, 부착하여 관리하는 곳이라면 안전한 검사를 시행하는 신뢰 가는 병원일 것이다.

○ 못 보던 약이 있는데 이게 맞나요?

  평소 고지혈증과 당뇨가 있던 73세 환자 A씨는 당뇨약과 고지혈증약 등을 처방받기 위해 정기적으로 3개월에 한 번씩 집 앞에 있는 내과 의원을 방문한다. 이 병원은 당뇨를 진단 받은 후 10년 동안 계속 다니던 병원이고, 환자의 상태가 달라졌을 때 의사는 설명을 참 잘 해 주었다.

  의사는 환자의 검사 결과 당화혈색소(지난 2~3개월 동안의 혈당의 평균치를 평가하는 검사) 수치가 많이 올라가거나 당뇨 수치가 갑자기 높아졌을 때는 약을 추가하거나, 약을 바꿨다고 항상 먼저 이야기했다. 또 환자가 건강을 잘 관리하고 있는지, 더 열심히 관리해야 하는지를 바로 알려 주고 설명해 주는 데다 당이 높아지기 시작하면 당뇨 관리를 더 잘 할 수 있도록 늘 격려했다.

  환자는 항상 병원 진료를 보고 나면 항상 병원 1층에 있는 약국에 약 처방전을 제출하고 약 조제를 받는데 그날은 1층 약국에 사람들이 많아 입구부터 진입이 어려웠다. 하는 수 없이 길 건너 약국을 이용하게 되었다.

  다음 날 어제 새로 처방받아 온 약을 복용하려고 약을 열었는데 평상시 보지 못한 약제가 보였다.

  '혹시 의사 선생님이 얘기 없이 약을 바꿨나? 검사 결과에 이상이 있었나? 바꿨으면 분명 이야기를 했을 텐데⋯. 이상하네?'

지난 1년 동안은 계속 같은 약을 먹었었는데 약 모양이 바뀐 것에 이상한 생각이 들어 딸에게 전화하여 이번 달부터는 말도 없이 약이 바뀌었다고 이야기했다. 얘기를 듣고 있던 딸이 진짜 약이 바뀐 것인지 병원에 확인을 해 보라고 해서 전화를 걸게 되었다.

"지난 목요일 약 처방 받아간 환자 ○○○인데 제 약 바뀌었어요? 약이 지난번하고 다른데…."

"잠시만요" 하면서 직원이 확인해 주는데 약은 바뀌는 것 없이 지난번과 똑같다고 한다. 이상하다 생각하고 약을 제조해 준 약국에 전화했더니, "약 맞게 가져갔을 텐데요?" 하면서 조제해 준 약을 다시 가져와 보라고 한다.

그리고 바뀐 약을 복용하지 않고 약국에 찾아갔다. 약사가 조제해 간 약을 보더니, 얼굴이 어쩔 줄 몰라 하며 약 이름이 비슷해서 약이 바뀐 것 같다며 죄송하다고 연신 사과한다.

처방전에 나와 있는 약은 Astrix 100mg이었으나 Asprin 100mg으로 약 이름이 비슷하니 바꾸어 조제했던 것이었다. 비슷한 성분의 약인데다 약을 복용하기 전에 확인해서 다행이었으나 신체에 즉각 영향을 주는 혈당강하제나 혈압강하제 등 다른 약이였으면 어쩔 뻔했을지 참 아찔하다.

약명	보령 Astrix(아스트릭스) 캡슐 100mg	아스피린 프로텍트정 100mg
약 모양		
적응증	1) 다음 질환에서 혈전 생성 억제·심근경색·뇌경색·불안정형 협심증 2) 관상 동맥 우회술(CABG) 또는 경피 경관 관상 동맥 성형술(PTCA) 후 혈전 생성 억제 3) 고위험군 환자(허혈성 심장 질환의 가족력, 고혈압, 고콜레스테롤혈증, 비만, 당뇨 등 복합적 위험 인자를 가진 환자)에서 심혈관계 위험성 감소	

당뇨병 환자인 70세 B씨는 고지혈증이 있어 로수바미브 정 10/5mg(고지혈증 치료제)을 처방받아 복용 중이다. 이상하게 이번 달은 똑같은 약을 처방받는데도 어지럽고 기운이 하나도 없어서 다시 병원을 방문했다. 병원에서 혈압을 체크하는데 평소 120/80mmHg를 유지하던 혈압이 90/60mmHg였고 기운이 없어 말도 잘 하지 못하였다. 이상하다 느낀 의사 선생님이 먹던 약을 확인하던 중 들어 있어야 할 로수바미브 정이 아닌 다른 약제가 들어가 있음을 확인하였다.

이 약을 조제한 약국에 확인해 보았더니, 약을 조제할 때 휴테칸 플러스 정(고혈압 약제)을 먹는 환자와 70세 B씨의 약을 동시에 조제하게 되었고, 약을 넣고 빼는 과정에서 비슷하게 생긴 약제를 다른 통에 바꿔 넣어 약 조제에 문제가 생긴 것이다.

약명	로수바미브 정 10/5mg	휴테칸 플러스 정
약 모양		
효능 효과	원발성 고콜레스테롤혈증	개별 성분 치료로 효과가 충분치 않은 본태성 고혈압
적응증	1) 구성 성분에 과민 반응이 있는 환자 2) 활동성 간질환 환자 또는 혈청 아미노산 전달 효소 수치 원인 불명으로 높은 환자 3) 근질환 환자 4) 사이클로스포린 병용투여 환자 5) 중증 신부전의 신장애 환자 6) 임부 또는 수유부 7) 근병증/횡문근 융해증에 걸리기 쉬운 환자들 40mg 투여 금지 8) 길릭토오스 불내성, 유당 분해 효소 결핍증 또는 포도당 갈락토오스 흡수 장애 환자 투여 금지	1) 설폰아미드 유도체 약물에 과민 반응을 나타내는 환자 2) 임부, 수유부 3) 급성 중증의 신장애환자 4) 중증 간 장애, 답즙 정체 환자 5) 유전성 혈관 부종 환자 6) 통풍 환자 7) 원발성 고알도스테론혈증 환자 8) 무뇨환자 9) 저나트륨, 저칼륨혈증, 고칼슘혈증 환자 10) 에디슨병 환자 11) 당뇨병이나 중등도 신장애 환자 12) 갈락토오스 불내성

출처 : 대한민국의약정보센터 KIMS(www.kimsonline.co.kr)

 우리는 병, 의원에서 진료를 받으면서 의사에게 어떤 약을 처방할 것이고, 치료를 위해 어떤 약을 복용할 것인지 먼저 설명을 듣는다. 그리고 어떤 병원에서는 병원비 계산 시 원무부에서 처방전을 주기도 하고 소규모의 의원에서는 계산하면서 간호사가 처방전을 제공한다. 이때 환자의 증상과 약 처방이 잘 되어 있는지 처방전을 한 번 확인하고 환자에게 제공하는 간호사가 있기도 하지만, 의사가 처방한 처방전이 출력되면 확인 없이 그냥 주는 직원이 더 많다. 환자는 제공된 처방전을 받아 들고 인근 약국에서 약을 조제하고 구매한다.

  약이 다 조제되면 약사는 환자의 이름을 호명하고 주의 사항이나 복용법을 설명하는데 많은 대기 환자들 때문에 세세하게 설명을 못할 경우, 복약 지도서를 약 봉투에 프린트하거나 약 설명서를 따로 제공해 주기도 한다. 약사가 설명할 때 주의 깊게 듣고 만약 먹던 약이 아닐 경우, 내가 호소하지도 않은 증상에 관한 약제가 들어 있는 경우에는 그 자리에서 즉시 내 약이 맞는지 재확인해야 한다.

  이럴 경우 보통 약사는 처방한 병원에 다시 문의하여 조제한 약의 확인 과정을 거친 다음 환자에게 최종 완료된 약을 설명해 주는데, 이런 과정 없이 그냥 약만 받아들고 집으로 돌아갔다면 내 약이 아닌 다른 약을 복용하여 신체에 문제가 생길 가능성이 있다.

진료 (환자 - 의사) : 증상에 대한 문진 후 약 처방

해당 병원 간호사나 직원이 약 처방전 출력 제공

인근 약국 처방전 제출

약사 약 조제 후 설명(환자 확인)

▼
설명대로 약 복용

　보통 진료를 보고 약을 구입할 때 환자들은 병원 인근 약국을 이용하는데, 인근 약국이 붐비거나 다른 이유로 근처 약국을 이용 못 하고 거리가 있는 다른 약국을 이용할 때에는 해당 병원에서 처방한 동일한 약제 조제가 불가능한 경우도 있다. 보통 병원 인근 약국은 비슷한 처방전이 나오기 때문에 약이 품절되지 않도록 약을 구매해 놓지만, 병원과 거리가 있고 그 약제를 잘 사용하지 않는 약국에서는 약을 구매해 놓지 않아 해당 약이 없을 수 있다. 이때 약사는 병원으로 전화를 해 비슷한 성분의 약제로 약을 교체할 수 있는지 의사에게 반드시 확인한다. 의사의 처방 없이 약사가 임의대로 약을 바꿀 수 없기 때문에 처방전과 약제가 잘 조제되었는지, 그리고 내가 아프다고 증상을 호소한 것들이 경감되는 약제가 잘 처방되어 있는지를 반드시 약사의 설명을 들으면서 확인해야 한다. 또한 이때 약물 부작용에 대한 설명을 반드시 듣고 부작용 증상 발생 시 즉시 복용을 중단하고 처방한 병원으로 약 복용에 대한 문의를 해야 한다.

　병원을 이용하다 보면 내 증상을 이야기하고 약 처방을 제공받는데 진료를 보는 의사 선생님도 약에 대해 전혀 이야기를 하지 않고, 내 증상만 묻다가 "됐습니다. 약 드셔 보시고 오세요."로 끝내시는 분들이 대부분이다. 처방전을 발행해 주는 직원 또한 처방전 내용은 전혀 보지 않고 종이만 곧바로 건네주는 경우가 있다. 약국에서 처방전으로 약을 제공받을 때도 약사 또한 "하루 2번 드세요. 하루 3번 드세요" 하며 횟수만 얘기하고 끝낸다면 잘못된 약이 처방되거나 잘못된 약이 내 약 안에 들어있어도 발견하지 못하고 그냥 복용할 가능성이 높다. 만일 잘못된 약이 신체에 큰 영향을 미치는 약물이라면 발생하지 않아도 될 사고가 날 가능성이 있어 특히 더 주의해야 한다.

많은 사람들이 좋은 병원이라고 하는 곳은 의사 선생님이 대부분 친절하게 설명해 주시는 곳이다. 약이 바뀌거나 처방한 약 중 부작용 발생이 가능한 약이 있으면 그 약제에 관해 미리 환자에게 설명한다. 그리고 어떤 약은 어떤 부작용이 발생할 수 있으니 부작용 발생 시 빼고 드셔도 된다고 미리 얘기해 주시거나, 부작용이 발생하면 즉시 병원으로 전화 달라고 요청하는 의사 선생님도 계신다. 미리 의사에게 약에 대한 설명을 듣고 약물 조제 후 약사에게 다시 한번 확인받는 과정을 겪는다면 환자 입장에서는 의사 선생님의 진료에도 신뢰가 가고, 약제 복용에 대한 이해도 빨라 본인 질병에 대한 회복도 빨라질 것이다.

위 사례에서는 약국에서 약 조제가 잘못된 경우만을 예시로 들었으나 처방을 낼 때 의사가 잘못 보고 처방을 내는 경우도 종종 있다. 환자가 필요한 약을 컴퓨터 화면에서 선택 클릭하여 처방하려다가 약 이름이 비슷하여 처방하려던 약 클릭을 잘못한 경우 Astrix 약제가 Asprin으로 변경되기도 하고, 환자의 몸무게에 비례해서 처방을 해야 하는 약인데도 불구하고, 약 용량을 잘못 계산하여 과용량을 처방하기도 한다. 약 처방전을 제공받고 약국에서 약 복용에 대한 설명을 들을 때는 반드시 나에게 맞는 약인지를 재차 확인해야 약물로 인해 발생하는 사고를 미연에 예방할 수 있다.

○ 병원에서 불이 나면 어떻게 하지?

우리는 종종 병원에서 화재가 발생한 기사를 접한다.

2022년 8월 이천 투석 의원에서 화재가 나서 한동안 떠들썩했다. 화재는 금세 진압이 되긴 하였지만 환자와 간호사 등 5명의 사망자를 내었고 43명이 다치는 인명 피해가 난 큰 사고였다.

병원의 화재 사건, 하면 가장 먼저 떠오르고 기억에 남는 화재 사건이 2014년 5월에 발생한 장성 요양 병원 화재 사건이다.

밤 시간 동안 요양 병원에서 크게 화재가 났는데 화재 신고를 받고 현장으로 출동한 선착대가 화재를 진화하여 진압은 완료되었으나, 치매나 중풍 등으로 거동이 어려웠던 환자 20명이 사망하고, 자체 진화를 시도하던 간호조무사 1명도 사망한 정말 큰 대형사고였다.

사고의 원인을 파악하기 위해 이후 감식반이 병원 CCTV를 확인한 결과, 병원 입원 환자가 밤사이 혼자 병원 다용도실에 들어가는 것이 보였고, 그 환자가 들어갔다 나오자 다용도실에서 연기가 발생한 것이 찍혀 있었다. 입원 환자의 방화로 인해 병원에 화재가 난 사건이었다.

이 사건은 엄청난 인재 사고를 낸 화재 사건이었고, 요양 병원의 특성상 치매, 중풍 등 움직이지 못하는 환자들이 많은 데다 야간에 발생한 화재로 인해 직원의 숫자도 주간보다 적어 초기 화재에 대한 대처가 미흡하여 발생한 사건이어서 더 안타까운 사고였다. 이런 사고가 흔하지 않다 보니 신문이나 뉴스는 연일 병원의 화재 소식을 다루었다. 이 요양 병원이 의료 기관 평가 인증을 받은 병원이다 보니 화재 문항에서 제대로 평가가 완료된 사항인지, 소화기나 소화전도 제대로 작동이 되는 곳이었는지 도대체 무슨 문제가 있어서 많은 사상자를 냈는지, 화재의 이유를 많은 사람들이 궁금해했었다.

의료 기관 평가 인증원은 2010년부터 의료 기관 인증 조사 문항에 병원의 화재 예방을 법적 기준에 의해 잘 정비하고 있는지, 직원들이 숙지하고 있는지를 이미 평가하고 있었으나, 이 사건 이후 인증 조사 시 병원의 화재에 대한 대처와 관리가 잘 되고 있는지 요양 병원의 문항을 좀 더 구체화하여 평가하였고, 특히 시설 관련 평가 기준이 더욱 강화되었다.

대형 병원들은 소방 교육과 훈련을 자체적으로 시행하고, 병원 사정에 맞는 시나리오를 작성하여 환자 대피 훈련을 하기도 한다. 또한 건물을 전체 사용하고 있거나 병상 수가 어느 정도 있는 병원들은 소방서와 합동 훈련을 하기도 한다. 활동이 가능한 경증 환자들만 입원해 있다면 대피가 신속하게 이루어질 텐데 병원의 특성상 중증도가 높고, 와상환자들이 많은 경우는 환자를 대피하는 데 많은 인원을 필요로 하고 그만큼 시간도 지연되게 된다.

그러나 빌딩 등에 속해 있어 한 개의 층을 사용하거나 건물 전체에서

부분을 사용하는 병, 의원들은 '건축물 관리법'에 의해 건물의 관리자가 건축물의 화재 안전 성능이 지속적으로 유지될 수 있도록 관리하게 되는데 소방법에 의한 소화기 설치나 법적 한도 내에서 하는 관리만 이루어져 실질적인 환자 대피에 대한 훈련이 시행되지 않을 수 있다. 가끔 거동이 어려운 환자들이 휠체어를 타거나 보조 기구를 이용하여 내원하기도 하지만 대부분 의원은 경증 환자들이 이용하기 때문에 환자 대피에 대한 훈련이 대형병원 보다 미흡하게 진행될 수 있고 혹은 대피에 대한 훈련을 시행하지 않아 직원이 숙지하지 못하고 있을 수도 있다. 화재는 예고 없이 발생할 수 있기 때문에 기관 직원들은 대피로와 소화기 위치, 그리고 환자 대피 방법 등을 숙지하고 있어야 한다.

가끔 여러 진료과가 모여서 입점해 있는 메디컬 빌딩에서 같은 빌딩의 여러 의원들이 함께 화재 훈련을 시행하고 훈련한 모습들을 실은 기사를 볼 수 있다. 또 어느 병원에서는 화재 훈련을 홈페이지에 게시하여 방문하는 여러 환자와 보호자가 볼 수 있도록 해 놓은 곳도 있다. 우리 병원은 환자가 안전하게 치료받을 수 있도록 모든 직원들과 화재에 힘쓰고 있다는 것을 보여 주며 환자들에게 신뢰를 더 쌓기 위함인 듯하다. 환자 안전에 중점을 두고 여러 방면으로 생각하는 병원들은 환자 진료뿐 아니라 다른 안전까지 신경을 쓰고 관리하기 때문에 그만큼 환자들이 신뢰한다.

얼마 전 새로 생긴 병원을 방문했다. 규모는 작지만 입원 병실도 있어서 환자들이 많이 오기 시작한 병원이었다. 병원 안을 보니 소화기는 있는데 드문드문 있는 데다가 어디 있는지 위치가 빨리 파악이 되지 않았다. 화재는 대비하고 있겠지 싶어 일하고 있는 직원에게 넌지시 물었다.

"여기서 불나면 어떻게 해요? 어디로 대피해요?"

내 말을 들은 직원이 어이가 없다는 듯이 "여기 불 안 나요. 불이 왜 나요?" 한다.

'갑자기 이런 질문하니 내가 이상해 보이겠지….'

화재는 예고 없이 발생하고 요즘 간간이 병원 화재 기사가 나니까 궁금해서 물어봤다고 얘기하면서 대피 지침이나 화재 훈련 같은 것이 있는지 다시 물었다. 직원은 소화기를 가리키며 다른 건 따로 얘기들은 게 없어서 잘 모른다고 얘기한다. 화재가 나지 않도록 관리하는 것은 법적인 의무이지만, 모든 직원들에게까지 교육을 시키는 기관들은 많지 않는 듯하다. 화재 훈련을 하는 병원들도 훈련에 참여한 몇몇 직원들 외 나머지 직원들은 그냥 전달 교육을 받거나 이론 교육 위주로 끝나는 경우가 많다. 그나마 이론이라도 교육받은 직원들은 능숙하지는 못해도 화재 대피 방법은 숙지하고 있다.

앞에서도 혈액 투석 의원의 화재 사례를 이야기하였지만, 외래를 운영하는 의원 중 혈액 투석[1]을 시행하는 병원에서는 특히 투석 중 화재가 났을 때 환자 대피에 대해 각별히 더 점검을 해야 한다. 거동이 가능

---

1) 혈액 투석 : 말기 신부전 환자에게 시행되는 신 대체 요법의 하나로, 투석기(인공 신장기)와 투석 막을 이용하여 혈액으로부터 노폐물을 제거하고 신체 내의 전해질 균형을 유지하며 과잉의 수분을 제거하는 방법.

한 일반 환자들이 수액을 맞는 상황에서 불이 났을 때는 즉시 직원의 안내를 받아 스스로 대피가 가능하지만, 투석을 하는 환자는 바늘과 라인을 통해 자신의 혈액이 기계를 거쳐 다시 몸 안으로 이동하기 때문에 화재가 발생했을 때 즉시 환자 스스로 혼자 이동하기가 어렵고 연결되어 있는 기계의 혈액 라인을 잠시 중단시켜야만 이동이 가능하다. 이 과정은 간호사나 의사가 시행해야하는데 만일 간호 인력이 많지 않으면 시간적으로 지체될 수밖에 없다. 다른 병원과는 달리 투석실 직원들은 화재에 민감해야 하고 화재 발생 시 즉시 조기 진화하고 대피할 수 있도록 훈련이 잘 되어 있어야 한다.

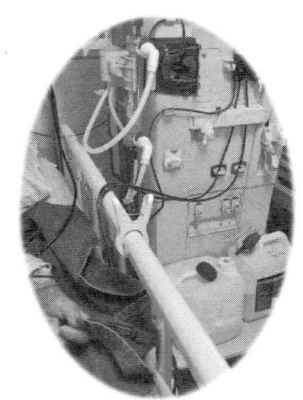

혈액투석 사진

아이가 어린이집을 다니기 시작하면서 지켜보니 가끔 양말이 새까맣게 변해서 하원할 때가 있다.

'오늘은 화재 훈련이 있습니다. 양말을 준비해서 등원시켜 주세요.'

하고 알림장에 정기적으로 아이 보호자들에게 공지할 때가 있다. 화재 훈련이 있다고 공지가 된 날, 화재 훈련을 받고 온 아이는 불이 나면 비상구가 보이는 곳으로 순서대로 움직여야 하며, 소화기 사용하는 법도 배웠다고 재잘거리며 이야기한다. 어린이집, 유치원도 민첩한 대피에 취약한 아이들이 모여 있는 곳이어서 기관의 화재 발생 시 즉시 대피가 이루어져야 하기 때문에 정기적으로 훈련이 필요하다. 확실히 훈련을 받은 아이와 전혀 훈련받지 못한 아이는 화재에 대처하는 자세도 다를 것이고, 정기적으로 화재 훈련을 받아왔던 아이들은 갑작스럽게 화재가 나더라도 평소 훈련해 온 대로 침착하게 대피할 것이다.

모든 병, 의원도 마찬가지다. 갑자기 화재가 났을 때 어떤 환자를 어떻게 이동시키고 어떤 중요 서류를 먼저 가지고 대피할 것인지 대비해 놓는다면, 우왕좌왕하지 않고 피해 없이 빠른 시간 내에 화재에 잘 대처할 수 있을 것이다.

병원에서 오랜 시간 대기하다 보면 이것저것 살펴보게 된다. 병원에서 화재가 발생하거나 불가피한 상황으로 신속하게 대피해야 할 경우, 어느 쪽으로 나가야 하는지, 어디로 나가야 하는지 비상구를 확인해 놓고, 소화기가 어디에 있는지 위치를 파악하기도 한다. 보통 화재가 나게 되면 연기 때문에 출구를 못 찾거나 우왕좌왕하는 사람들로 인해 나가는 문을 확인하기도 어렵다.

모든 건물은 화재 시 대피로를 확보하고 피난 기구 설비 등을 관리하고 있어야 한다. 유도등은 화재 시에 피난을 유도하기 위한 등으로서 정상 상태에서는 상용 전원에 따라 켜지고 상용 전원이 정전되는 경우에는 비상 전원으로 자동 전환되어 켜지는 등을 말한다. 갑자기 화재가 발생했을 때 비상 유도등을 보고 쉽게 대비할 수 있도록 반드시 정기적으로 점검을 해야 한다.

  우리가 이용하는 건물들은 '소방 시설 설치 및 관리에 관한 법률'에 따라 관리하는데 유도등 및 유도 표지가 부착되어 있어야 한다. 건물의 사용 목적에 따라 그 법적 기준이 다르긴 하지만, 건물의 피난구 및 유도등 및 통로 등 화재 시 대피할 수 있는 표식은 반드시 있어야 한다.
  어느 건물을 가더라도 비상구 문 윗부분 천장에 비상구 표식이 부착되어 있는 것을 볼 수 있다. 이 표식은 화재 발생 시 피난구 유도 표지(비상 대피 문)를 멀리서도 잘 볼 수 있도록 문 위에 부착하여 놓은 것이다. 화재가 발생하면 이런 통로 표식이나 통로 유도등을 따라 대비 유도 방향 표지를 확인한 후, 설정된 방향을 보고 비상문을 통과하여 건물 밖으로 신속히 이동해야 한다.

  화재 훈련을 받고 교육도 듣지만 제대로 숙지하지 않으면 화재 발생 시 우왕좌왕 당황할 수밖에 없다.
  만일 갑자기 화재가 났다면 무엇을 보고 대피 이동방향을 판단하고 이동해야 할까? 건물에 부착된 유도등을 보면 사람이 달려가는 방향이 표시되어 부착되어 있는 유도등이 있다. 보통 잘 모르는 사람들은 사람 방향을 보고 방향대로 대피한다고 이야기할지 모른다. 사람 방향과는 상관없이 대피 방향은 화살표가 표시되어 있는 방향을 보고 이동해야 한다.

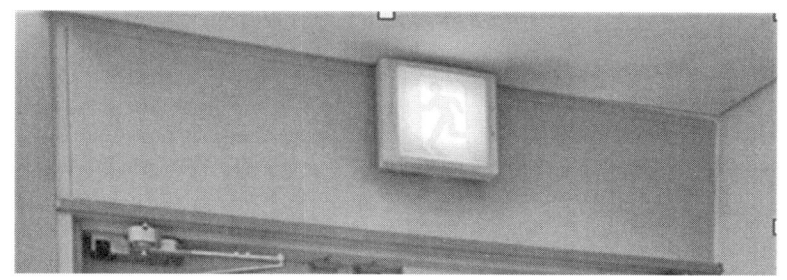

출입문 피난구 유도등(피난 경로로 사용되는 출입구 표시)

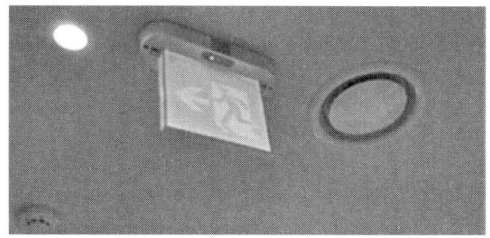

수직형 유도등(대피 방향 화살표 확인)

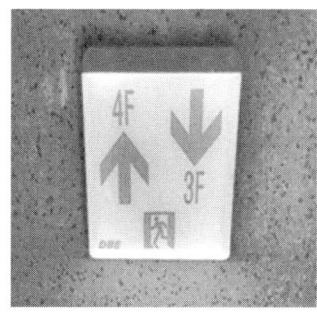 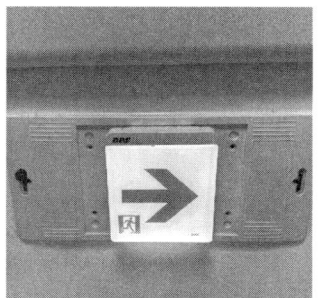

계단 통로 유도등   복도 통로 유도등

피난구의 방향을 명시하는 통로 유도등으로 바닥으로부터 높이 1m 이하의 위치에 설치

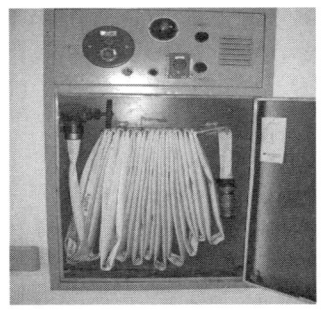 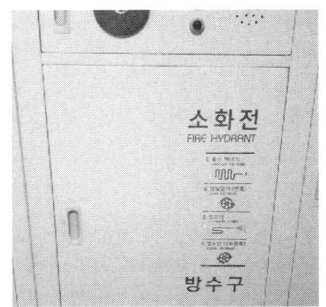

소화전 : 기관에 따라 정기적으로 소화전 점검표 작성 후 부착하기도 함.

화재가 발생했을 때 초기 진화를 위해 즉시 행동하는 것이 가까운 소화기를 가지고 불을 진화하는 것이다. 소화기 사용법이 기계에 작성되어 있는 경우도 있지만, 응급 상황에서는 작은 글씨와 긴박한 상황으로 인해 사용법을 보기 어렵다. 소화기 근처에 사용법을 작성하여 부착하여 놓고, 기관의 직원들에게 화재 시 대피와 대처에 관한 교육과 훈련이 이루어진다면 화재 시 적절한 대처가 가능할 것이다.

소화기는 법적 사용 기한이 10년이다. 오래 방치된 소화기는 화재 발생 시 정상 작동이 안 되어 초기 진화를 하지 못하고 화재가 확대되어 큰 사고로 이어질 가능성도 있기 때문에 소화기는 화재 시 즉시 사용하기 위해 정기적인 점검과 관리가 필요하다.

소화기는 사람들이 잘 볼 수 있는 곳에 설치하고 응급 상황에 신속히 이용이 가능한 곳에 있어야 한다. 어떤 병원을 방문하다 보면 소화기로 병원 문이 닫히지 않도록 문 고정을 위해 받쳐 둔 곳도 있고, 소화기가 보이지 않게 화분이나 병원에서 사용하지 않는 짐들 사이에 놓아둔 경우도 있다. 어떤 병원에서는 근무하는 직원이 소화기 위치를 파악하지 못하고 있을 때도 있다. 소화기는 반드시 지정된 장소(소형 소화기는 20m마다, 대형 소화기는 30m마다)에 비치되어야 하고, 사용 즉시 분사가 되도록 압력계가 정상적인 숫자 압력을 가리키고 있어야 한다.

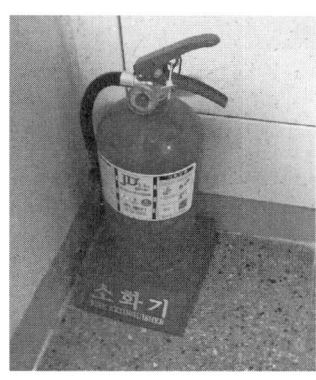 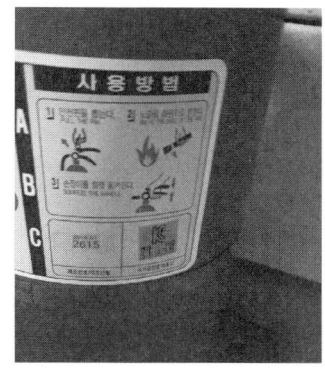

소화기는 소화기 위치를 나타내는 표식을 벽면에 부착하여 지정된 자리에 항상 비치하고, 비치된 소화기의 유효 기간과 압력계, 안전핀 등이 제대로 꽂아져 있는지 등을 확인하여 즉시 사용이 가능하도록 정기적으로 점검한다. 어느 기관에 가면 소화기를 점검 후 점검 결과를 기계에 부착하여 체크리스트 항목으로 만들어 관리하는 것을 볼 수 있다. 진료도 만족스러웠는데 만약을 대비하여 지속적으로 예방 점검하는 곳이라면 시설 안전뿐 아니라 환자 안전에도 노력하는 병원일 것이다.

○ 오른쪽? 왼쪽? 잘못된 영상 검사

한 달 내내 감기로 고생하다가 기침이 그치지 않고, 잔기침 증상이 계속 남아 있기에 이용하기 쉬운 가까운 병원을 방문했다. X-ray 촬영을 한번 해 보는 것이 좋겠다고 하셔서 가슴 엑스레이를 촬영하기 위해 영상의학과 앞에서 대기하고 있었다. 그러다 큰 소리에 깜짝 놀라 환자 쪽을 보게 되었다.

"아니 처음부터 잘 찍지! 잘못 찍고 사람을 왔다 갔다 하게 하는 거야? 거참, 시간도 없는데…."

무슨 얘기인가 하고 계속 듣게 되었는데 환자는 출근하다 계단에서 넘어져서 오른쪽 발목에 통증이 생겨서 걷는 것이 불편해 진료를 보러 병원을 방문했다.

의사의 진료를 보기 전 엑스레이를 먼저 찍고 오라고 해서 다리 엑스레이를 촬영하는데, 아픈 쪽 다리가 아니고 통증이 없는 멀쩡한 다리를 찍더란다.

'거 참. 이상하네?' 하고 생각은 했는데 아픈 쪽 다리가 많이 붓기도 했고 정상적인 다리와 아픈 쪽 다리와 진료 들어가서 비교해보려고 일단 찍고 들어가는 건가 싶어서 시키는 대로 사진을 촬영하였다고 한다.

사진 촬영 후, 다시 진료를 위해 진료실에 앉았는데 의사선생님이 대뜸 X-ray상에서 이상 없고 정상이라며 "**괜찮으시네요!**" 하더란다.

그 말을 듣고 있던 환자는 순간 무슨 소린가 싶어 조금 전 아픈 발이 아닌 정상 발을 찍으라고 해서 찍었다고 이야기하고, 그때서야 우왕좌왕 확인하더니 다시 X-ray 촬영을 다녀오라고 했다며 씩씩대며 한참을 이야기한다.

환자의 얘기를 듣고 있던 나도 '아픈 **쪽을 당연히 찍겠지. 어떻게 안 아픈 쪽을 찍는다고 생각할 수가 있지?**' 의아했다. 병원에 있다 보면 생각하지도 못한 상황들이 발생한다. 보통 사람들은 골절이 있는지, 손상이 있는지를 확인하기 위해 당연히 아픈 다리 쪽을 촬영한다고 생각하겠지만, 환자들은 정확한 설명이 없으면 본인이 생각하고 싶은 대로 생각하기 때문에 여러 상황이 발생할 수 있다.

그래도 이 상황은 환자가 진료실에 들어가서 본인이 다른 쪽을 찍었다고 의사에게 말을 했기 때문에 잘못된 촬영임을 파악했지만, 내가 받은 의료 행위가 잘못되었다는 것을 인지하지 못해 일어나는 안전사고들이 훨씬 많다.

X-ray 촬영과 관련된 안전사고의 예로 2018년 B병원에서 발생한 사건을 찾아볼 수 있었다. 당시 A씨는 오전에 교통사고를 당해 B병원 응급실에서 간단한 치료를 받고 그 다음 날 다시 그 병원을 재방문하였다.

외래 진료 시, X-ray 촬영과 정밀 검사 촬영을 마친 A씨에게 담당 의사는 **뼈가** 부러졌고 다른 곳도 골절이 심한데, 아마도 오랜 육체노동으로 뼈 상태가 안 좋은 것 같다고 이야기한다.

　A씨는 의사의 말에 본인은 육체노동도 하지 않는 데다가 사진 자체가 내 뼈 사진이 아닌 것 같다는 생각이 들어 의사에게 본인 사진이 아닌 것 같다고 확인해 달라고 얘기한다. 그 말에 의사는 어릴 적 다쳤을 수도 있는데 사람들이 잘 모르고 있는 경우도 있다며 입원 치료가 필요하다고 이야기한다. 환자는 어쩔 수 없이 즉시 입원하기로 했다. 입원 후에도 뼈 상태가 70세 노인보다도 좋지 않다는 의견을 듣게 된 A씨는 아무리 생각해도 본인 사진이 아닌 것 같은 느낌이 들어 촬영한 사진을 Copy해 다른 전문 병원으로 이동하게 된다.
　이동한 병원에서 사진을 다시 촬영하게 된 A씨는 B병원에서 촬영했던 사진의 결과와 완전 다른 결과를 받게 되고 이전 병원에서 촬영했던 X-ray 사진이 본인 것이 아니었음을 알게 된다.
　이후 깜짝 놀랄 만한 사실이 밝혀지는데, B병원에서 80대 노인의 X-ray 사진과 40대 본인의 사진이 바뀌어 진료를 받았다는 것이다.

　이후 A씨의 사례는 병원 측과 논의 중인지 뒷이야기는 알 수 없었지만 A씨가 이상을 느끼지 않고 그대로 그 병원에서 치료를 받았다면, 다른 엑스레이로 정상 판정을 받은 80대 환자는 치료 없이 그냥 진료를 완료했을 것이며, 골절도 없던 정상이었던 환자 A씨는 병원 말만 믿고 치료했다가 잘못된 수술이나 시술을 하거나 80대 노인의 뼈라며 필요 없는 약을 계속 처방받고 먹었을 수도 있었겠단 생각이 든다.

몇 년 전 대학 병원에서 X-ray 좌우가 뒤바뀐 사건으로 기사의 헤드라인을 한참 동안 장식한 적이 있다. 4개월이라는 긴 시간 동안, 병원을 이용한 578명의 X-ray를 좌우가 바뀐 채로 진료한 사건이었다. 병원에서는 이 기간 동안 시술이나 수술을 시행한 환자는 없어서 바뀐 X-ray로 인한 사고는 발생하지 않았다고 했지만, 큰 사고까지 일어날 수 있는 상황을 그것도 대형 병원이 4개월 동안 모르고 진료했던 사건은 정말 놀라운 이슈였다.

이 사건은 해당 업무를 작업한 영상의학과 직원이 엑스레이 필름을 전산 전송 작업을 하는 과정에서 좌우를 바꿔 전송한 것 때문에 일어난 사건이었다. 환자 578명이 X-ray 결과를 보고 진료를 보는 동안 좌우가 바뀐 것을 병원 내 그 어느 누구도 왜 그 사실을 발견하지 못했는지 이해하기 어려웠던 사건이다.

병원마다 환자 안전을 위해서는 이중, 삼중, 여러 번 확인 작업을 시행하도록 절차를 구축해 둔다. 환자 안전사고는 대형 병원이든 소규모 의원이든 안전에 대해 민감하지 않으면 언제라도 누구에게라도 발생할 수 있다. 병원에서 안전사고가 생기지 않도록 직원들도 노력하지만 환자들도 정확한 행위가 이루어지고 있는지 잘 관찰하고 파악한 후에 직원의 지시에 따라야 한다.

X-Ray 촬영 시 확인해야 할 사항
· 내 이름과 등록 번호, 생년월일 등 내 정보가 정확히 맞는지 확인한다.

- 촬영하는 부위가 정확한 곳인지 다시 한번 확인한다.
- 영상에 영향을 미칠 수 있는 금속류는 반드시 제거하고 촬영한다.(금속류가 X-ray 촬영 시 음영으로 나타남으로 정상적인 X-ray 결과에 혼돈을 줄 수 있음)
- 임산부나 임신을 준비하는 분은 태아에 영향을 미칠 수 있어서 사전에 직원에게 알려야 한다.
- 사진 촬영 후, 이상하다 생각이 되는 즉시 직원에게 확인 과정을 거친다.

겨울철 감기가 심해 호흡이 불편해서 병원을 방문하게 되면 흉부 X-ray를 촬영할 때가 종종 있다. 환자가 많은 병원에서는 사진 촬영을 위해 촬영실 앞 대기 의자에 대기 환자들이 줄지어 앉아 있을 때가 많다. 사진 촬영하러 왔다고 직원에게 이야기하면 탈의실에 가서 옷을 갈아입고 나오라고 얘기한다.

X-ray 촬영을 여러 번 해 봤던 환자는 당연히 금속류(목걸이, 속옷 등)를 제거하고 영상 검사용 옷을 입만 입고 나오겠지만, 촬영을 몇 번 해 보지 않았거나 처음 촬영이라 잘 모르는 환자들은 장신구 등 금속 제거 없이 겉옷만 갈아입고 나오는 경우도 있다. 어떤 병원은 환자복이 앞뒤 구분이 힘들게 제작되어 있어, 제대로 된 설명이 없으면 환자가 뒤집어 입고 촬영을 하러 나오기도 한다.

제대로 된 설명 없이 탈의하고 나왔는데 그대로 X-ray를 촬영하였다가 검사하는 직원이 "목걸이 안 빼셨어요? 빼고 다시 오세요!" 하고 퉁명스럽게 얘기할 때도 있다.

'아니 처음부터 얘길 하든가. 탈의실 안에 써서 붙여 놓든가!'

잘못된 사진 촬영은 금속 음영으로 인해 이상이 있는 것처럼 보여 또 다른 추가 검사를 시행하게 하거나 정확치 않은 결과를 방출할지도 모른다. 사진 촬영 시 직원이 발견하여 재촬영하면 다행인데 발견하지 못하고 그대로 방출할 경우에는 또 다른 문제가 발생할 가능성이 생길 수 있다.

단순한 X-ray 촬영은 그나마 다행이나 자기장을 통해 검사를 시행하는 MRI의 경우, 검사 전 특히 금속이 있지 않은지 반드시 확인해야 한다. 2021년 10월 김해시 장유에 한 병원에서 MRI 촬영 중에 산소통이 갑자기 기기로 빨려 들어와 60세 환자가 사망한 사고가 발생했다. 중환자실에 입원했던 60세 환자는 사고 당일 경련을 일으켜 원인 파악을 위한 MRI 촬영이 필요했다. 당시 환자는 중환자실에서 산소 호흡기를 사용하고 있는 상태여서 검사 중에도 산소 공급이 필요했다. 담당 의사가 병원의 다른 직원에게 산소통을 가지고 MRI실로 오라고 지시했는데 강한 자성을 가진 MRI 기기가 작동하면서 기기와 2m가량 떨어진 곳에 있던 무게 10kg, 높이 128cm, 둘레 76cm의 산소통이 갑자기 기기로 빨려와 환자의 머리, 가슴 등을 강하게 압박하는 사고가 일어났다.

사고 발생 직후 병원은 119에 신고하고 심폐 소생술을 실시했지만 결국 환자는 사망하였다.

모든 병원은 환자의 MRI 촬영 시 금속이 자기장에 영향을 미치기 때문에 환자가 인공 심박동기를 착용하고 있는지 시계나 장신구 등 금속 여부가 있는지 반드시 확인하고 탈착 후 검사를 진행하도록 하게 한다. 만일 검사 중 산소가 필요한 경우에는 벽면에 설치된 산소 공급기나 금속제 물건이 포함되어 있지 않은 산소 공급기를 사용해야 하며, 만약 금속제 산소 용기를 사용하게 될 경우라도 산소 용기를 MRI실 밖에 두고 산소 연결 호스를 부착하여 공급하는 방법을 사용해야 한다.

직원은 금속이 MRI 촬영 시 자기장에 영향을 준다는 것을 누구보다도 숙지하고 관리해야 했음에도 불구하고, 직원의 부주의나 무지로 인해 환자가 사망에 이르게 하였다. 특히 검사를 시행하는 직원은 환자의 안전에 해가 발생하지 않도록 각별히 주의하여 업무를 해야 한다. 그러기 위해서는 기관은 해당 업무를 하는 직원에 대한 교육과 훈련이 반드시 필요하다.

환자 입장에서 모든 행위가 이루어지는 병원은 환자가 불편하지 않도록 모든 것이 세팅되어 있다. 또한 직원은 환자에게 시행되는 행위들에 대해 누구보다 잘 알고 있어 환자에게 설명을 정확하고 구체적으로 한다. 만약 설명할 여력이 안 될 경우 환자가 즉시 보고 이해할 수 있도록 가까운 곳에 주의 사항과 해야 할 일들이 부착되어 있다. 만일 의료 기관에서 검사를 시행할 경우, 직원은 환자의 안전에 영향을 미치지 않도록 업무에 주의를 요하고 환자의 안전을 수시로 확인하는 기관인지, 환자에게 해가 발생하지 않도록 설명을 잘 하는 기관인지 확인하여 병원을 선택하는 것이 안전한 병원을 선택하는 방법일 것이다.

○ 예방 주사 오접종?

2020년 발생한 코로나는 전 국민이 코로나 예방 접종을 하도록 독려하는 광고와 홍보로 인해 우리나라 국민의 86%가 1차 이상 예방 접종을 완료하였다. 코로나 초기에는 예방 접종 부작용이 크게 기사로 부각되면서 기피하는 사람들도 많았지만 1차, 2차 예방 주사는 80% 이상이 접종할 정도로 대부분 국민들이 접종을 완료하였다.

처음 코로나 예방 접종이 시행됐을 때 의료 기관 예방 접종 관리자 및 접종 시행자에게 코로나 접종 교육이 영상으로 이루어졌고, 이 교육을 받지 않은 직원은 코로나 예방 접종을 할 수 없었다. 하지만 교육을 받고 접종을 시작함에도 불구하고 코로나 백신을 오접종한 경우가 종종 발생했는데 허용되지 않는 백신 간 교차 접종하거나 유효 기간이 지난 백신 접종, 약제의 온도 이탈 등 보관 방법이 잘못된 백신 접종, 용량을 잘못 주입하거나 접종 금기 대상자에게 접종을 하는 등 여러 이유의 예방 접종 오접종 사례들이 보고되었다.

백신 온도 관리

의료 기관에서의 백신은 2도에서 8도 사이 적정 온도로 보관, 관리되어야 한다. 백신 관리가 제대로 되지 않으면 백신 효과를 믿을 수 없을 뿐 아니라, 예방 접종 후 이상 반응이 생겨 부작용이 발생할 수 있기 때문에 백신의 적정 온도 유지는 반드시 지켜져야 한다.

대부분 대형 병원에서는 백신 온도계가 장착된 백신 냉장고를 사용한다. 냉장고의 온도가 자동적으로 체크되면서 온도가 이탈되는 경우 알람이 자동으로 알림이 울리게 되고, 어떤 제품은 관리자에게 문자까지 전송된다. 이런 백신 냉장고는 약제를 많이 보관하는 대형 병원의 약제 부서에서만 사용하는 경우가 많다. 많은 병원들이 보통 냉장고 앞에 온도계를 부착해서 온도가 이탈되면 알람이 울릴 경우 확인하거나 온도계를 냉장고 안에 넣어 두고 시간을 정해 온도를 확인하기도 한다.

만일 갑자기 온도가 이탈되어 알람이 울릴 경우, 기관은 만약의 사고에 대비하여 냉장고 온도 관리 절차를 마련해야 한다. 냉장고 고장이나 이상으로 백신 보관 냉장고의 온도가 이탈되면, 즉시 온도가 설정된 다른 냉장고로 백신을 옮겨놓거나 그에 준하는 절차를 설정하여 백신이 관리되도록 방안을 미리 강구해 놓아야 한다. 그래야 환자는 정확한 온도 관리가 된 백신을 투여받을 수 있고, 기관도 백신을 폐기하는 상황을 피할 수 있다.

예방 접종 전 예진

예방 접종 예진은 예방 접종 실시 전 예방 접종 후 이상 반응이 발생할 경우, 접종 과정의 적정성 여부를 판단하기 위한 목적으로 작성하는 문서로 예방 접종 실시 전 접종을 시행하기 위한 신체 조건이 맞는지 파악하기 위해 작성되는 서류이다. 예방 접종을 위해 병원을 방문한 사람은 아래 서식과 같은 예방 접종 예진 표를 모두 작성한다.

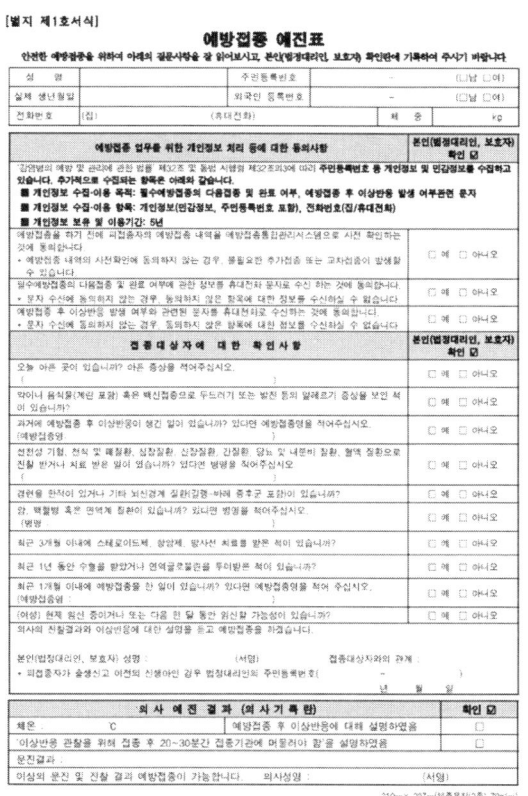

질병관리청 예방 접종 도우미
'2022년 예방 접종별 안내문(VIS) 14종 및 예방 접종 예진 표'

만일 환자가 사전 예진 표에 특이 사항을 작성하였다면, 의사는 예방 접종 후 발생할 수 있는 부작용이나 발생할 수 있는 상황에 대하여 미리 설명하고, 예방 접종을 시행할 것인지 말 것인지를 결정하거나 환자의 상태에 따라 며칠 뒤로 연기하여 접종을 할 것인지를 결정한다.

상황에 따라 예방 접종 후 발생할 수 있는 부작용이나 대처 방법 등을 알려주는 의사도 있지만, 접종을 시행하는 직원이 환자에게 예방 접종 부작용과 대처 방법을 설명하거나 주의 사항이 적힌 자료를 제공하기도 한다.

예방 접종은 내가 원한다고 무조건 접종을 할 수 있는 것이 아니다. 예방 접종 약제별로 동시에 같이 접종이 불가하여 약물 간 접종 간격이 필요하거나, 권장하는 접종 연령이 있어 의사의 확인하에 접종을 해야 하는 약제가 있어 반드시 예진 후 예방 접종을 시행해야 혹시 모를 불가피한 상황을 예방할 수 있다.

예방 접종 실시 기준 및 방법(질병관리청고시 제2022-4호)
· 최소 접종 연령 및 최소 접종 간격 준수
  - 최소 접종 연령 및 최소 접종 간격 준수하여 접종함
  - 5일 이상 이른 접종은 무효이며, 해당 접종 이후 다음 접종과의 접종 간격 확인 후 재접종
· 약독화 생백신 간 접종 간격 준수
  - 수두, MMR, 일본 뇌염 약독화 생백신 간 동시 접종이 가능하나

각 약독화 생백신을 따로 접종할 경우 최소 4주 이상의 간격 준수
· 권장하지 않는 교차 접종 지양
  - 교차 접종 시 접종력이 인정되지 않는 접종(일본 뇌염 약독화 생백신과 불활성화 백신 간 교차 접종)

예방 접종은 접종 시기에 맞춰 접종을 해야 항체가 생겨 다시 재접종하지 않는데, 일상에 바쁘다 보니 나 또한 B형 간염 접종 시기를 놓쳐 몇 번을 다시 맞았는지 모른다.

만일 접종 시기를 알려 주는 알림 받기를 원한다면, 보호자나 환자가 예방 접종을 위해 접종 기관에 방문하는 시기에 '예방 접종 예진 표'를 작성하면서 서식에 나와 있는 사전 알림 서비스 수신 동의에 체크하여 접종 기관에 제출하면 된다. 이후 접종 기관에서 환자에게 자동 알림이 가도록 국가 예방 접종 시스템에 휴대 전화번호를 등록하는데, 환자의 예방 주사 접종 시기가 다가오게 되면 등록된 휴대폰으로 예방 접종 일자 알림 문자를 받아볼 수 있어 접종일을 놓치지 않고 이용할 수 있다.

예방 접종은 접종하는 날짜를 지켜야 항체가 형성되기 때문에 잊지 않고 접종하기 위해서는 이 문자 서비스를 신청하여 알림 서비스를 받는 것이 좋다.

예방 접종은 접종 시기에 맞춰 접종을 해야 항체가 생겨 다시 재접종하지 않는데, 일상에 바쁘다 보니 나 또한 B형 간염 접종 시기를 놓쳐 몇 번을 다시 맞았는지 모른다.

만일 접종 시기를 알려 주는 알림 받기를 원한다면, 보호자나 환자가

예방 접종을 위해 접종 기관에 방문하는 시기에 '예방 접종 예진 표'를 작성하면서 서식에 나와 있는 사전 알림 서비스 수신 동의에 체크하여 접종 기관에 제출하면 된다. 이후 접종 기관에서 환자에게 자동 알림이 가도록 국가 예방 접종 시스템에 휴대 전화번호를 등록하는데, 환자의 예방 주사 접종 시기가 다가오게 되면 등록된 휴대폰으로 예방 접종 일자 알림 문자를 받아볼 수 있어 접종일을 놓치지 않고 이용할 수 있다.

예방 접종은 접종하는 날짜를 지켜야 항체가 형성되기 때문에 잊지 않고 접종하기 위해서는 이 문자 서비스를 신청하여 알림 서비스를 받는 것이 좋다.

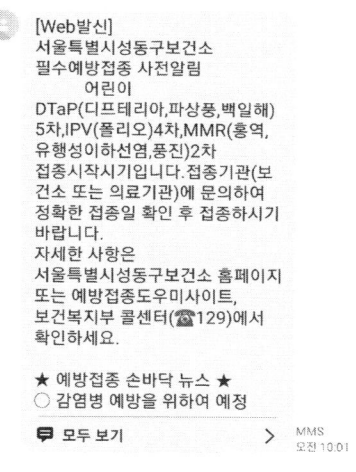

질병관리청 예방 접종 알림 서비스 예시

국가에서 특정 집단에게 제공되는 예방 접종은 무료로 가능하지만 환자들이 선택해서 맞는 예방 접종 약제는 제약 회사마다 종류가 달라서 약제의 종류에 따라 가격도 다 다르다.

백신 종류	분류	제품명	가격(1회 기준)	
HPV 자궁 경부암	불활성화 백신	가다실 프리필드시린지	A병원	162,000원
			B병원	180,000원
			C병원	210,000원
		가다실9 프리필드시린지	A병원	233,200원
			B병원	250,000원
			C병원	270,000원
		서바릭스 프리필드시린지	A병원	13,3200원
			B병원	10,0000원
			C병원	16,0000원

건강보험심사평가원 비급여 정보 참조

　자궁암 백신인 HPV 예방 주사는 3가지로 구분되어 접종 중에 있으며 약제별로 가격이 다르고, 병원마다 약제가 같더라도 비용이 다르다. 예방 접종은 같은 비급여 항목이라도 인력, 시설, 장비 및 시술 난이도 등에 따라 의료 기관마다 비급여 항목으로 금액을 결정할 수 있기 때문에 심평원 등 비급여 게시가 되어 있는 곳을 확인하여 접종 기관을 결정하는 것이 좋다.

　자궁 경부암 예방 접종 약제의 경우, 가다실 4가와 가다실 9가, 그리고 서바릭스로 구분되어 있는데 가다실 4가의 경우 약제 포장에 가다실 프리필드 시린지라고 약명만 적혀 있어 가다실9 프리필드 시린지 약제와 혼동할 수 있다.

 2가라고 불리는 서리빅스는 암을 유발하는 HIV16/18형, 2종류의 바이러스를 대항하는 백신이며 가다실 4가는 4종의 HPV 유형(HPV6/11/16/18)에 대한 백신 주사이다. 가다실 4가는 2가 백신에 추가로 곤지름이라고 알려진 생식기 사마귀를 유발하는 HPV6/11형을 추가로 포함하는 백신이며, 가다실 9가는 가장 최근에 개발된 백신으로 HPV6/11/16/18외에 인유두종 바이러스 유형에 자궁 경부암을 유발할 수 있는 유전형인 HPV31/33/45/52/58형의 5가지 유형이 추가된 백신이다.

 A씨는 13세 조카가 무료 자궁 경부암 예방 주사를 접종하는 것을 보고 자궁 경부암 예방 주사 가다실 4가 프리필드시린지를 본인도 접종해야겠다 생각하고 병원을 방문했다. 예진 후 주사실로 안내받고 가다실 투여 후 부작용 관찰을 위해 의자에 앉아 있는데 접종을 시행한 직원이 어쩔 줄 몰라 하면서 가다실 4가 프리필드시린지를 접종해야 하는데 가다실 9가를 접종했다고 죄송하다며 금액 추가가 있다고 얘기한다.

 A씨가 "병원 처음 방문할 때부터 4가 맞는다고 했는데요?" 하고 언성을 높이자 진료실에 계시던 의사 선생님이 나오시더니, 자초지종을 듣고 4가와 9가에 대해 설명 후 죄송하다고 사과한다.

 자궁 경부암 예방 접종약은 가다실 4가가 가다실 9가보다 4-5만 원 저렴하긴 하지만, 요즘 대부분 무료 접종이 아니면 비용이 더 들더라도 9가를 접종하는 경향이 있다. 한국인들이 타 국가들보다 HPV52/58형으로 인한 감염율이 높고 기존 4가에서 예방되는 바이러스 유형 외 5가지 유형이 추가된 것이기 때문에 1차부터 9가로 접종하는 사람들이 많다.

설명을 들은 A씨는 병원에서 약제를 실수해서 투약했다는 사실에 기분은 좋지 않았지만, 약제에 대해 이야기를 들어보고 좀 비싸더라도 가다실 9가 약제로 변경하여 3차까지 투여하기로 한다.

가다실뿐만 아니라 대부분 예방 접종약은 제약 회사마다 약제의 종류가 다르고 가격이 천차만별이기 때문에 내가 선택한 약제를 투여하는지 접종 전 반드시 확인이 필요하다. 흔히 맞는 독감 예방 접종 또한 제약 회사에 따라 5,000-20,000원 정도 약제 가격이 다르기 때문에 내가 지불하는 금액의 약을 올바르게 제공받았는지 확인이 필요하다.

만일 A씨가 예방 접종 2차를 접종할 날짜가 다가와 병원을 방문했다고 가정해 보자. 기존에 맞았던 약제를 지속적으로 접종해야 HPV6/11/16/18형 바이러스는 물론 HPV31/33/45/52/58형 바이러스에 대한 항체가 형성되는데, 직원의 실수로 4가를 접종했다면 HPV 6/11/16/18 바이러스는 커버가 되지만 추가 5종에 대한 바이러스가 커버되지 않아 동일한 예방 효과를 얻을 수가 없다.

2021년 코로나 백신 투여와 관련된 백신 오접종 사고가 지속적으로 뉴스 기사였다. 울산에서 유효 기한이 지난 백신 접종에 이어 부산, 삼척, 대구 구리 등에서도 유효 기한이 지난 백신 접종 기사가 연일 보도되었고 교차 접종이 안 되는 약제를 잘못 투여하거나 냉장 보관 중 온도가 이탈된 백신 투여 사고 기사도 있었다.

모든 예방 접종 백신은 온도 관리, 유효 기간, 시기에 맞는 백신 투여 및 투여해야 할 정확한 백신 약제를 투여해야 한다. 하지만 코로나 백신뿐 아니라 다른 국가 예방 접종 또한 이런 오접종 기사를 종종 볼 수 있다.

나는 예방 주사를 접종할 때마다 내 약이 맞는지, 유효 기간이 맞는 약을 접종하는지 늘 불안한 마음을 가지고 있는데, A형 간염 항체가 없어 예방 접종을 위해 어느 병원을 방문했더니, 직원이 직접 약제를 가지고 나와서 환자와 함께 약제를 확인해 주었다.

(냉장고에서 약제를 바로 가져와서)
"A형 감염 2차 맞으시는 거죠? 약제 이름 한번 맞는지 확인하시고요, 여기 유효 기간도 한 번 더 확인하세요."

안 그래도 유효 기간이 지난 백신을 투여하거나 온도 관리가 안 된 백신을 투여한다는 기사들이 종종 보여 예방 접종을 할 때마다 찜찜한 마음이 있었는데 이렇게 환자와 같이 확인을 해 주니 너무 믿음직스러웠다.

예방 접종은 올바른 약을 투여하는 것도 중요하지만 투여 후 주의 사항에 대해 알려주거나, 이상 반응 관찰을 위해 의료 기간에서 20-30분 정도 앉았다가 이동하라는 설명이 필요하다. 대부분의 부작용은 매우 경미하며 대개 48시간 이내에 사라지지만, 예방 접종을 완료한 환자들은 발생할 수 있는 부작용에 대비하여 응급 상황 대처가 가능한 의료 기관에서 부작용이 나타나는지를 확인한 후에 이동해야 한다. 그러나 독감 예방 주사 시즌 때는, 접종을 위해 환자들이 한꺼번에 밀려들어 바쁘다 보니 환자에게 부작용 등 주의 사항을 설명하지 않거나, 이상 반응 관찰을 위해 병원에 앉았다 이동하라는 주의 사항도 전달하지 않아 예방 접종 후 바로 병원을 이탈하는 사람들을 쉽게 볼 수 있다.

예방 접종 후 이상 반응이란 예방 접종 후에 의도치 않게 발생한 모든 증상을 말하며, 대부분의 이상 반응은 경미하지만 대규모의 많은 사람이 백신을 접종받기 때문에 드문 확률로 나타나는 중증 이상 반응도 일어날 수 있다. 이런 이상 반응은 대부분 접종 후 20~30분 이내에 일어나기 때문에 접종 받은 의료 기관에서 머물면서 이상 반응 발생 여부를 관찰하는 것이 중요하다.

만일 예방 접종 후 국가 예방 접종으로 인한 부작용이 발생할 경우 피해가 발생한 날로부터 5년 이내 신청한 건수에 대해 「감염병의 예방 및 관리에 관한 법률」에 따라 예방 접종 피해에 대한 국가 보상을 실시하고 있다. 질병관리청은 이상 반응 신고 체계를 통해 예방 접종 후 이상 반응 발생을 실시간으로 감시한다. 그리고 중증 이상 반응에 대해서는 역학 조사를 실시하며, 불가피한 이상 반응으로 인한 피해가 발생했을 경우 심의를 거쳐 백신과의 연관성이 인정되는 경우만 보상을 해 주고 있다. 만일 백신 접종 후 이상 반응이 발생되면 의료 기관에서 진료 후, 보건소 또는 인터넷 예방 접종 도우미 누리집을 통해 신고하면 되고, 심의 결과에 따라 진료비 및 간병비를 보상받거나, 장애인 일시 보상금 신청, 사망자 일시금 보상금 및 장제비 신청 등을 통해 보상받을 수 있다.

주위에서 보면 예방 접종에 대한 오류를 경험한 이야기를 쉽게 들을 수 있다. A씨는 연년생 아이들 중 한 아이는 뇌염 예방 접종을, 한 아이는 독감 접종을 하기 위해 병원에 방문했다. 뇌염 예방 접종을 하러 간 아이는 이미 지난주에 독감 예방 접종을 완료한 상태라 접종실에 들어가면서도 아이 엄마는 접종하는 직원에게 아이가 둘이니 확인하고 주사를 놔 달라고 이야기했다고 한다. 이후 두 아이가 맞은 주사를 보니 둘 다 독감 주사를 접종해서 깜짝 놀란 A씨가 의사에게 지난주 독감 주사를 맞은 아이가 독감 주사를 또 맞았다고 항의하였더니 죄송하다고 하면서 별문제는 없을 것이라고, 문제가 있음 다시 오라고 하며 돌려보냈다고 한 얘기를 들었다.

어린아이들에게 많이 시행하는 예방 접종에 대한 투약 사고는 여러 상황에서 순식간에 발생하는데, 일주일 전 DTaP 접종을 완료한 생후 2개월 아이에게 이번에 투약할 약인 폐구균 약제가 아닌 접종 완료한 DTaP를 또 접종한 사건도 있었다. 보통 영유아 예방 접종은 아기 수첩을 가지고 병원에 방문하여 접종하는데, 아기 수첩을 가지고 방문하면 예방 접종 후 접종 이력을 아기 수첩에 작성해 주고 해당 병원의 도장을 찍어 준다. 사건이 발생한 해당 아이의 경우 아기 수첩에 지난주에 접종한 DTap 접종 이력이 작성되지 않은 것이 문제가 되었다. 예방 접종 전 접종에 대한 확인은 아기 수첩으로 확인하는 것이 아니라, 인터넷 '예방 접종 통합 관리 시스템' 이력에서 약제의 접종 이력이 있는지 반드시 확인 후 투여해야 하지만 보호자의 이야기도, 의사의 처방도 확인하지 않고, 아기 수첩만 보고 당연한 듯 접종해 버린 직원의 명백한 실수였다.

여러 병원을 방문하다 보면 확실히 직원이 어떻게 하느냐에 따라 환자들의 반응이 달라진다. 확실히 행동 하나하나가 100프로 신뢰가 가서 무슨 말을 하면 그대로 따라가는 사람이 있는 반면, 자꾸 미심적인 마음이 들고 뭔가 잘못될까 두 번 세 번 확인하는 행동을 하게 하는 사람이 있다. 병원에 근무하는 직원들도 새로 나온 약제가 있거나 약제에 대한 부작용 및 주의 사항 등을 숙지하고 환자에게 적용하는 것이 당연한데, 본인이 환자에게 투약하는 약을 제대로 알지 못하고 일상 업무처럼 반복적인 행동만 한다면, 주의를 요하는 환자에게도 어느 순간 당연한 듯 접종을 완료해 버려서, 환자의 안전상의 문제가 발생할지 모른다.

예방 접종 절차

의료 기관 방문

예방 접종 전 예진 표 작성

'예방 접종 통합 관리 시스템'을 통한 과거 접종 내역 확인
(접종 내역 조회 등 동의) : <u>의료 기관에서 환자 접종 내역 전산 확인</u>

의사 예진 및 접종 후 이상 반응 설명 듣기
(접종 가능 여부 결정)

예방 접종 실시 기준 및 방법을 준수하여 직원 예방 접종 실시

예방 접종 후 주의 사항 설명 및 다음 예방 접종 일정 안내받기

○ 이거 사고 맞죠?

　병원을 이용하면서 환자에게 예기치 않은 사고가 발생하는 경우, 이 일이 잘못된 일인지, 흔하게 생기는 일인지 알 수 없어 어떻게 해결해야 하나 하고 고민스러울 때가 있다. 만일 그 일이 기관의 잘못이 있는 경우라면 의사나 의료 기관 입장에서는 원만한 해결 방법을 모색할 수밖에 없다.

　기관 입장에서 보면, 1차적으로 발생한 문제를 빠른 시간에 해결하기 위해서는 환자 측과 원만한 합의가 필요한데 발생한 의료 사고의 성격, 손해액의 정도, 당사자의 합의 의지 등에 따라 어떤 해결 방법을 선택할 것인지 달라질 수 있다.

　문제 해결 방법 중 가장 간단하고 신속히 해결할 수 있는 방법이 '임의 합의'라는 것이다. 이는 기관의 법무 팀이나 원무 행정 팀에서 사건을 자체 검토 후 환자 측에 손해 배상액을 제시하고 양간에 합의 절차로 끝내는 경우이다. 만약 기관 쪽에서 제시한 손해액에 합의할 수 없을 경우 환자는 한국의료분쟁조정중재원의 의료 분쟁 조정 중재 제도나 한국소비자원의 소비자 피해 구제 제도를 이용할 수 있다.

　한국의료분쟁조정중재원(https://www.k-medi.or.kr/)은 의료 사고 피해자에 대한 신속하고 공정한 구제와 의료인의 안정적인 진료 환경 조성을 목적으로 의료 사고 피해자와 보건 의료인과의 조종, 중재를 진행하는 기관이다. 환자가 의료 기관을 이용하다 원치 않은 사고를 당했거나 불합리한 결과가 발생했을 때 무료 법률 상담부터 사건에 대한 조정 중재까지 가능하기 때문에 점점 이용자 수가 증가 추세다. 그러나 한국의료분쟁조정중재원 절차는 당사자가 신청하더라도 중대한 환자 안전사고가 아닐 경우, 기관에서 절차진행을 거부할 수 있다. 반면 한국소비자원 절차는 기관의 의사와 상관없이 절차가 진행된다. 환자도 의료 서비스라는 관점에서 소비자에 해당하므로 소비자 기본법에 따른 분쟁 조정을 시행하고 있는데 한국의료분쟁조정중재원이 출범하여 본격적으로 업무를 수행하면서 소비자원에 의뢰하는 건수가 감소하는 경향이다. 소비자원은 제품을 구입하거나 서비스를 이용하는 소비 생활 과정에서 발생하는 모든 불만이나 피해 사건을 다루다 보니 의료 분쟁을 조정한다는 인식보다 제품에 대한 안전성에 기반을 둔 사건을 다룬다는 인식이 더 강하다.

어느 쪽에 의뢰했느냐에 따라 결과는 달라질 수 있지만 한국의료분쟁조정중재원이나 한국소비자원에 의뢰한 사건의 조정이 성립되면 의료 사고 피해 구제 및 의료 분쟁 조정 등에 관한 법률 제51조에 의해 공소를 제기할 수 없다. 만일 양간에 합의 거부로 조정이 이루어지지 않을 경우 부득이하게 소송으로 분쟁을 해결할 수밖에 없다.

의료 기관에서 발생하는 환자 안전 사건들은 한국의료분쟁조정중재원에서 발간되는 조정 중재 사례 모음집에 수록되어 있는데 책자만으로도 다양한 사례를 관찰할 수 있다. 중재원에 의뢰되는 대부분의 사례는 진단이 늦어져서 발생한 증상 악화나 오진 사례, 시술이나 수술 후 부작용으로 인한 장애 발생 등 대부분 의사의 진료 후 불미스러운 일이 발생한 사례들이다. 의뢰된 사건들은 양측의 합의로 마무리된 건들도 있지만, 어느 한쪽이 동의하지 못해 성립이 이루어지지 않은 사건들도 있다.

　의료 기관에서 환자 사고는 예기치 못한 상황에 순식간에 발생할 수 있다. 환자의 생명을 다루는 의료 영역에서는 절대 발생해선 안 되지만, 인간이기 때문에 어떤 상황에서는 실수라는 것이 발생한다.
　병원에서 진료를 받다 보면 여러 상황이 발생하게 되는데 몇 가지 의사의 오진과 관련된 한국의료분쟁조정중재원에 게시된 사례를 살펴보면서 어떤 병원을 선택할 것인지 생각해 보자.

위암을 위염으로 오진한 사례

　A씨는 남자(1950년생)이며, 2004년 5월부터 A병원을 정기적으로 내원하여 진료 및 건강 검진을 받아왔다.

2004년, 2005년 위내시경 검사 ⇒ 이상 없음
2008년 1월 위내시경 검사 및 조직 검사 ⇒ 이상 없음(악성 종양 증거 없다는 결과)
2008년 11월 위내시경 검사 ⇒ 경계부 궤양 진단
2009년 11월 위내시경 검사 ⇒ 문합 부위 점막 비대 소견 보여 경계부 암 추정 진단받았으나 체부 조직검사 결과 만성 활동성 위염 및 장상피화 소견하에 내과 진료를 권고

> 2010년 5월 위내시경 검사 ⇒ 위전정부 일부 점막의 부종이 발견되었으나 잔존위의 미란성 위염으로 진단하여 문합부 조직 검사 결과 표면의 미란과 과증식된 폴립과 장상피화 진단
> 2012년 4월 위내시경 검사 ⇒ 위내시경 검사 결과 위암 추정 및 비대성 위염 소견으로 조직 검사 시행한 결과 위전막상피증식을 동반한 만성 위염 진단받았으나 악성의 증거는 없는 것으로 결론.
> 먹는 약 잔탁만 복용하도록 처방

· 2012년 2월경부터 소화 불량, 복통 등이 있어 A병원에 내원하여 약물 처방받았으나 증상 호전 없어 같은 해 5월 입원 치료 시행 후 퇴원

· 신경과 진료 위해 2012년 6월 ○○병원(병원)으로 전원하여 위내시경 및 조직 검사를 받은 결과 위암 소견으로 위 전절제술 및 대장 부분절제술 시행받고 퇴원하면서 위암 4기로 확진

분쟁 요지(환자 VS 의료 기관)

환자 측 : 30년간 A병원 내과에서 정기적으로 검사를 받아왔고, 병원 측에서 권고한 검사는 모두 받아왔음에도 불구하고 A병원 의료진은 A씨에게 발생한 위암을 조기에 발견하지 못한 과실이 있으므로, A병원에 2,870,607원, ○○병원에 4,615,463원을 진료비로 각 지출한 사실을 참작하여 위자료 금 20,000,000원의 배상을 청구하였다.

A의료 기관 측 : 내시경 검사 결과 위암 의심이 있어 조직 검사 시행하였으나 검사 결과 악성 종양을 시사하는 소견이 없어 암으로 확진하지 못한 것이며, 2012. 4. 13. 같은 해 5. 22. 검사 결과를 종합적으로 검토한 결과 위암이 발생하였음을 확인한 상태였고, 이러한 사실들이 소견서에 명시되어 있지 않다고 하여 신청인의 예후나 치료에 영향을 주는 것은 아니라고 주장하였다.

의료분쟁중재원의 감정 결과 요지

2008년부터 매년 해당 병원에서 위내시경 추적 관찰 및 조직 검사(체부 및 문합부 부위)를 시행받았는데, 그 결과 암 발생 가능성이 높아질 수 있는 장 상피화 소견이 계속 나타났었으나 해당 병원은 2011년에는 위내시경 추적 검사를 시행하지 않았고, 또한 조직 검사 소견의 결과만을 고려하고, 내시경에서 보였던 문합부의 비후가 점차 종양처럼 커져갔던 점은 고려하지 않아, 정확한 감별 진단을 위한 추적 위내시경 검사 외의 PET-CT 등의 정밀 검사를 시행하지 않은 과실이 있다. 의료진의 진단상 과실로 인하여 신청인이 위암 4기에 이르러서야 위암 진단을 받게 되어 위암과 관련한 적절한 치료를 받아 볼 기회를 상실하게 되었음이 인정될 수 있다.

처리 결과

· 조정 결정(조정 불성립)

조정준비기일과 조정 기일을 각기 진행하는 과정에서, A병원 측은 과실은 일부 인정하나 금액에 있어서 A환자와 견해차를 보이고 있어, 기일 이후에도 적극적으로 합의를 권유하여 보았으나 합의에 도달하지 못하였다. 마지막으로 조정부는 'A의료 기관 측은 신청인에게 15,000,000원을 지급한다. 신청인은 이 사건 진료 행위에 관하여 향후 민·형사상 이의를 제기하지 아니한다.'고 조정 결정을 하였는데, A의료 기관 측이 동의하지 아니하여 조정이 불성립되었다.

환자 입장에서는 수년 동안 건강을 위해 주기적으로 검진을 받았었고 그때마다 정상 결과 판정으로 인해 복부에 통증과 불편감 증상이 있어도 의사가 처방해 준 제산제만 복용했다. 또한 여러 번 이루어졌던 위내시경 검사에서 위암 진단을 빨리 내렸다면 위암을 조기에 발견하고 수술 및 치료를 할 수 있었을 텐데, 위암 4기가 진행되도록 발견하지 못하고 그것도 다니던 병원이 아닌 타 병원에서 발견하게 되니 갑작스런 위암 결과는 청천벽력 소식이었을 것이다.

의료분쟁조정중재원은 말 그대로 환자의 기관과의 의견 조절과 합의점을 찾아 합의를 요청하는 기관이지 판결을 내리는 기관이 아니다. 사건마다 환자의 입장에서 병원이 잘못했다고 보는 문제와 의료 기관의 입장에서 핵심을 다루는 문제가 다르기 때문에 합의점을 찾기가 어렵다. 이 상황을 조율하고 양측 간에 합의점을 찾기 위해 의료분쟁조정중재원에 요청을 하게 되는데, 요청 후 합의점을 찾아 해결하는 경우는 다행이나 의료분쟁조정중재원의 합의안을 양쪽 중 한 곳이라도 거부했을 경우에는 조정이 불성립되고 별도로 소송으로 가야 하는 상황이 발생하기도 한다.

(비슷한 참조 판례)

사고 당시 25세인 P씨는 소파 수술 후 유착이 생겨 생리가 나오지 않는 증상(아셔만 증후군) 때문에 동네 산부인과에(A병원) 찾아가 진료를 보았다. 1991. 1. 12. 자궁 내에 피가 고여 자궁 입구를 뚫는 치료를 받고 같은 달 14.에는 아셔만 증후군의 치료를 위하여 자궁 내에 루프를 삽입하는 치료를 받았는데, 그 후 같은 해 7. 10. 임신 초기로 진단되어 위 루프를 빼고 소파 수술을 받았고 같은 해 8. 26. 아셔만 증후군이 다시 나타나 재차 루프를 삽입하는 치료를 받았으며 1992. 10. 13. 자궁 내가 깨끗해져서 위 루프를 제거하였다.

그러다가 1993. 1. 25. 임신이 되어 그 후로는 그 산부인과에 계속 방문하여 주로 임신과 관련된 진료를 받았다. 환자 P씨는 찾아간 산부인과 의사로부터 진료를 받을 당시 음식물을 먹으면 구토가 자주 나고 체중이 심하게 감소하여, 진료 받는 과정에서 이러한 사실을 의사에게 이야기하였으나 의사는 임신에 따르는 입덧 현상이니 걱정하지 말라는 취지로 이야기하고 별다른 조치를 취하지 않은 채 환자 P씨의 입덧 현상을 완화시키는 방법으로 1993. 4. 12.과 4. 22. 2차례에 걸쳐 포도당 주사를 놓아주기만 하였다. 환자 P씨가 1993. 4. 22. A병원 의사로부터 포도당 주사를 맞고 집으로 돌아왔다가 다시 병원을 찾아가 몸 상태가 너무 좋지 않으니 입원 치료를 하여 달라고 하였으나 의사는 또다시 입덧 현상이니 집에 가서 식사를 잘하면 된다며 입원 치료를 거절하였다. 결과적으로 환자 P씨는 해당 문제로 1991. 1. 3.부터 1993. 4. 26.까지 총 25회에 걸쳐 해당 산부인과에서 치료를 받았다.

그러던 중 환자 P씨는 체중이 임신 후 5개월 사이에 약 12kg가량 빠지는 등 건강 상태가 더욱 악화되자 1993. 5. 6. 다시 A병원 산부인과에 찾아갔다. 이때 임신 오조가 심하고 상복부에 종괴가 만져지는 것을 발견하고 내과적 질환을 의심하여 보다 규모가 큰 병원인 2차 진료 기관에 가 볼 것을 환자 P씨에게 권유하였고, 이에 따라 환자 P씨는 곧바로 카톨릭의과대학 성모병원을 찾아갔다.

1993. 5. 7. 위 성모병원에서의 진단 결과 환자 P씨의 병명이 위 유문부상에 발생한 위암이고 위암의 정도는 초기 단계를 지나 이미 진행 중인 것으로 판명되었는데, 위 성모병원 측은 환자 P씨의 전신 상태가 불량하고 위암의 진행 경과가 빨라서 수술을 하는 것이 오히려 상태를 더욱 악화시킬 것으로 판단하여 수술 대신에 환자 P씨의 전신 상태의 개선을 위한 치료를 하였으나 1993. 5. 10. 위암으로 사망하였다.

판결 결과 : 위암 환자가 위암의 대표적인 증세에 해당하는 심한 구토와 체중 감소를 호소하였고 약간의 주의를 기울였으면 환자의 상복부에 위암을 의심할 수 있는 종괴가 있음을 발견할 수 있었음에도 불구하고, 2년여 동안 25회에 걸쳐 그 환자를 치료해 왔고 의사로서 전문 이외의 분야에 대해서도 기본 지식을 갖추고 있는 산부인과 의사가 그 증상을 막연히 입덧으로 취급하여 산부인과적인 치료만 계속한 데 대하여, 위암과 관련한 적절한 치료를 받아 볼 기회를 상실하게 한 과실이 있다는 이유로 위자료 배상 의무를 인정한다.(서울고등법원 1996. 4. 16. 선고 94나27924 판결)

대부분 소송으로 갈 경우 기한도 많이 걸리고 힘들다고들 한다. 소송으로 가게 되면 소송을 제기한 당사자가 본인이 주장한 내용을 증명해야 하는데 유능한 변호사를 선임했다 하더라도 소송한다는 것 자체가 상당히 육체적, 정신적, 경제적으로 쉽지 않기 때문에 양측이 적당한 선에서는 대부분 그냥 완벽히 만족하지 못하더라도 의료분쟁조정중재원의 의견에 수긍하는 경우가 많다.

위 두 사례만 보더라도

처음부터 환자의 증상 호소에 의사가 조금만 귀를 기울였다면?
증상이 호전되지 않으면 그 즉시 다른 병원으로 옮겨 검사를 진행했더라면?

이렇게 사망에 이르는 결과는 일어나지 않았을 텐데, 하는 여러 생각이 든다. 아쉬움이 참 많이 남는 사고이다.

뇌출혈 오진으로 진단 및 치료가 지연되어 사망한 사례

환자 A씨는(남/50대) 2020년 4월 두통으로 ○○병원에 방문하여 뇌 MRI 검사 결과 뇌종양 소견을 받은 후 위 MRI 검사 영상을 지참하여 더 큰 A병원 응급실에 방문하였다.

A병원 응급실 의료진은 환자 A씨를 한국형 응급 환자 분류 체계(KTAS) 4등급으로 분류하고(등급에 따라 응급 환자를 구분함) 응급 환자가 아니라고 3일 뒤 뇌종양 파트 전문의에게 외래 진료를 예약하고

돌려보냈다.

환자 A씨는 3일 뒤 다시 A병원에 방문하여 뇌 CT 검사 후 뇌출혈 소견을 확인하고 뇌혈관 조영술 및 코일 색전술을 위하여 같은 날 13:45경 입원하였다.

그리고 입원한 날 14:55경 체온 검사 결과 38도의 고열이 발견되자 A병원 의료진은 코로나19 검사를 실시하고 검사 결과가 나올 때까지 수술을 연기하기로 결정한다. 결정에 따라 환자 A씨는 오후 16:00경 코로나19 PCR검사를 실시한 후 결과가 나올 때까지 격리되었다.

한 시간 정도 후 17:10경 환자 A씨에게 갑자기 경련 증상이 발생하여 응급 뇌 CT 촬영 검사를 실시하였는데 검사 결과 재출혈 소견을 보여 즉시 중환자실 병상에서 응급 뇌실외배액술(EVD)을 시행하고, 20:15경부터 혈관 조영술실에서 뇌혈관 조영술, 23:19경부터는 수술실에서 개두술 및 혈종 제거술을 각각 실시하였다.

환자 A씨는 다음 날 15:00경 뇌간반사가 전부 소실되었고, 그 다음 날 연명 치료를 중단하였으며 같은 날 17:44 사망하였다. {사망 진단서상 사망의 원인: (가) 직접 사인; 뇌사, (나) (가)의 원인; 뇌압 상승, (다) (나)의 원인; 지주막하출혈}

분쟁 요지(환자 VS 의료 기관)

환자 측: 환자 A씨가 2020년 4월 ○○병원 뇌 MRI 검사 결과만으로도 충분히 발견할 수 있는 뇌출혈이었음에도 A병원 의료진은 MRI 영상을 면밀히 살펴보지도 않고 뇌종양이라고 확진한 과실이 존재하고, 뒤늦게 뇌 CT 촬영 검사 결과 뇌출혈이 발견되었음에도 뇌출혈로 인한 체

온 증가 가능성을 염두에 두지 않고 만연히 코로나19 감염이 의심된다는 이유로 격리실에 환자를 방치하여 2차 뇌출혈이 발생하였다. 이로 인해 사망에 이르게 되었다고 주장한다.

A의료 기관 측 : i) 환자 A씨가 2020년 4월 응급실에 방문하였을 당시 두통 외의 신경학적 증상이 없었고, ○○병원에서도 망인의 뇌 MRI 검사 영상을 뇌종양으로 보았으므로, 한국형 응급 환자 분류 기준상 4등급 적용 대상으로서 경증 응급 환자 및 비응급 환자에 해당하고, 응급 환자 중등도 분류 기준에 따른 응급실 진료 접수 취소 및 가능한 빠른 외래 진료 예약을 한바 응급실 기준에서 적절한 조치였고, ii) 외래 진료 시에도 당일 CT 촬영을 통하여 뇌출혈을 발견하여 바로 뇌혈관 전문의에게 입원 수속 절차를 밟은바 오진이나 진료 지연이 없었으며, iii) 당시 코로나19와 관련한 전반적 상황이 엄중하여 코로나19 검사 결과 확인 시까지 수술을 연기하는 것은 불가피하였다고 주장한다.

의료분쟁중재원의 감정 결과 요지

일반적으로 동맥류 파열에 의한 지주막하 출혈의 경우 예후는 약 3분의 1에서 뇌동맥 파열 후 즉사를 하며, 그 외 3분의 1에서 병원 이송 도중 혹은 병원에서 사망을 하게 된다. 나머지 환자만이 치료를 받는 것으로 알려져 있으며, 이들 중에서도 약 절반 정도는 심각한 신경학적 증상을 남기는 것으로 알려져 있다. 따라서 재출혈 방지가 중요한데, 이러한 재출혈은 첫 3일에 약 70% 정도 발생하므로, 조기 진단 후 출혈에 대한 처치가 시행되었다면 재출혈 가능성이 다소 낮아졌을 것으로 추정된다. 즉, 2020년 4월 A병원 응급실에 처음 내원 시 뇌내출혈을 동반한 파열성 뇌동맥류로 진단되어 입원 후 적절한 치료를 받았다면 환자(망인)의 예후가 양호하였을 개연성이 있다. 이를 고려하면 타 병원에서 정밀 진단 및 처치를 위해 상급 기관으로 전원하였을 것으로 보이는 바 응급실에서 잘못된 판독으로 오진을 함으로 3일간 위중한 처치 시간을 놓친 결과로 이어졌다고 판단된다.

처리 결과
조정 결정에 의한 조정 성립

당사자들은 조정부로부터 감정 결과 및 이 사건 쟁점에 관한 자세한 설명을 들었으나 당사자 사이에 합의가 이루어지지 않아, 결국 조정부는 감정 결과와 조정 절차에서 당사자의 진술 등을 비롯한 앞에서 본 여러 사정들을 고려하여 다음과 같은 내용으로 조정 결정을 하였고, 당사자 쌍방이 동의하여 조정이 성립되었다. A병원은 환자 A씨 측에게 금 159,152,000원을 지급하고, 신청인은 이 사건 진료 행위에 관하여 향후 어떠한 이의도 제기하지 아니한다.

우리는 아플 때 병원을 가면, 그것도 대형 병원을 가면 무조건 괜찮아지고, 곧 좋아질 것이라는 막연한 기대를 가지고 있다. 그러나 대형 병원을 이용하면서 오히려 환자에게 해가 된 사례들을 더 쉽게 접한다. 의료 사고는 대형 병원이든 소형 병원이든 성별, 나이, 건강 상태를 불문하고 누구에게나 언제 어디에서든 발생할 수 있다. 환자가 어떤 의사를 만나서 어떤 검사를 하고 어떤 치료를 받느냐에 따라 건강의 질은 달라질 수 있으며 그에 따라 환자의 삶의 질이 바뀔 수도 있다.

○ 조영제 맞고 깜짝 놀랐어요!

　건강한 사람은 보통 건강 검진을 위해 CT나 MRI 검사를 하면서 조영제를 투여하게 된다. 조영제는 영상 진단 검사나 시술 시 특정 조직이나 혈관이 잘 보이도록 혈관에 약물을 투입하는 것인데, 조영제에 따라 환자에게 과민 반응을 일으키거나 신장의 부작용 등을 발생시키기도 한다. 따라서 조영제 사용 전 갑작스럽게 발생할 수 있는 부작용을 설명하고 동의하고자 의사는 환자에게 조영제 사용에 대한 주의 사항을 설명하고 동의서도 받는다.

　질병으로 의심되거나 검사가 필요하지 않은 사람들은 조영제 투여에 대한 경험이 거의 없다. 나 또한 갑작스런 교통사고로 인해 뇌를 관찰하느라 Brain MRI를 추적 검사한 적이 있는데, 처음 조영제를 주입했을 때는 그냥 약제가 혈관을 통과할 때의 불편감 정도만 있었다. 한 5분에서 10분이 지난 후, MRI 검사를 시행하는데 기계 안에 누워 있으니 갑자기 온몸이 타는 듯한 느낌이 들더니 손발 끝과 머리털까지 쭈뼛쭈뼛 서는 느낌이 들었다. 순간 '**어머! 나 약 잘못 맞고 잘못 되는 거 아니야?**' 하고 별 생각이 다 들어 중간에 직원에게 SOS를 요청한 기억이 있다.

　내 반응에 직원은 원래 조영제 때문에 약간 그런 반응이 있긴 하지만 괜찮을 거라고 해서 검사를 진행하였다. 검사 받기 전 조영제 동의서는 작성하였으나 '**부작용이 있을 수 있어요.**'만 이야기하고 어떤 증상이 있는 것인지는 설명해 주지 않아 내가 느끼는 반응들이 부작용인지 전혀 알지 못했다.

조영제 부작용에는 일반적으로 국소적인 두드러기와 가려움증, 경미한 메스꺼움과 구토, 재채기나 콧물, 기침, 일시적인 화끈거림과 열감, 오한, 두통 등이 있다. 부작용이 심한 경우는 온몸의 가려움증과 두드러기가 발생하며 지속적인 매스꺼움과 구토, 얼굴 부종, 가슴 통증, 호흡곤란과 경련 등이 발생할 수 있다. 사전에 이런 부작용 증상에 대한 정보 제공이 있어야 당황하지 않고 검사를 받았을 텐데 아쉽긴 하다. 더군다나 지금 다른 여러 병원들을 경험해 보니 그 병원은 검사 전 주의 사항에 대한 설명도 없었으나, 검사 후 주의 사항에 대한 설명도 없어서 참 당황스럽다.

의외로 조영제를 투여받고 부작용을 호소하는 환자들을 종종 발견한다. 부작용이 심하지 않고 대부분 경한 증상이라 약간의 시간이 지나면 사라지는 증상들이지만 부작용이 심한 경우 즉시 의료진에게 알려 추가적인 조치를 취해야 한다.

조영제로 인한 부작용을 예방하기 위해 조영제를 투입하기 전 대부분 피부 반응 검사를 먼저 실시하는데 피부에 살짝 약물을 주입하고 15분 후 피부 반응이 없으면 조영제를 투입한다. 그러나 피부 반응에 이상이 없어 조영제를 투여받았더라도 조영제 부작용이 경미하게 반응할 수 있어서 이상이 있는지 잘 살펴봐야 한다. 검사 후에는 조영제가 몸 안에서 빠르게 배출되도록 해야 하는데 물을 많이 마셔 소변으로 배출되도록 한다.

조영제 부작용은 대부분 사람들에게 경미하게 발생하지만 심한 경우 사망에 이르게 할 수 있어 반드시 주의 깊은 관찰이 필요하다. 의료분쟁조정중재원에 게시된 조영제 사고를 공유하고자 한다.

CT 검사를 위한 조영제 투여 후 이상 증상, 응급조치 시행에도 사망

사건 개요

환자는 복통 및 설사 증상이 지속되어 복부 CT를 촬영하기로 하였으며, 조영제 투여 후 CT 검사 진행 중 의식 변화, 전신 발작 및 심정지가 발생하여 심폐 소생술을 시행받았다.

치료 과정

환자(여/만 57세)는 오전 A병원 내과 외래로 내원하였으며, 설사가 지속되고, 백혈구 수치 증가 및 좌상복부에 압통이 있어 복강 내 염증성 질환과 감별 위해 CT 검사를 시행하기로 하였다.

같은 날 조영제 투여 후 CT 검사 시행 중 안구 편위(eyeball deviation), 개구 장애(trismus), 의식 변화(mental change), 전신 발작(generalized spasm) 및 심정지(cardiac arrest)가 발생하여 기관 내 삽관 및 심폐 소생술을 시행받았다. 당시 에피네프린, 솔루메드롤 등을 투여하면서 기관 내 삽관, 심폐 소생술 등을 받았으며, 1시간 10분 동안 심폐 소생술(CPR) 후 자발 순환 회복되었다.

이후 B대학 병원으로 전원되었으며, 지속적으로 중환자실에서 집중적인 치료를 받았으나, 회복하지 못하고 2일 후 사망하였다.

분쟁 쟁점

　환자 측 : 복통이 있어 내원하여 장염을 진단받고 진경제 등을 투여받았으나, 설사가 지속되어 CT를 촬영하기로 하였으며, CT 검사 전에 조영제 사용에 따른 사망 가능성 등 중대한 부작용에 대하여 충분한 설명을 듣지 못하였다. 조영제의 위험성에 대한 충분한 설명이 있었다면 검사를 받을 것인지 여부를 결정할 수 있었을 것이다.

　A병원 측 : 급성 위장염이 의심되어 진경제 등을 투여했으나 설사가 지속되고 백혈구 수치의 증가, 좌상복부에 압통이 있어 복강 내 염증성 질환과의 감별을 위해 CT 검사를 실시하기로 하였고, 조영제 사용의 필요성 및 부작용에 대한 설명을 진행하였다. CT 검사 중에 아나필락틱 쇼크가 발생하여 항히스타민제 및 스테로이드 등 조영제 과민 반응 억제 약물을 투여하였고, 심폐 소생술 팀과 협진하여 기관 삽관 및 심폐 소생술을 실시하였다. 심실세동 및 부정맥이 반복되었으나, 1시간 10분 후 자발 순환 회복(ROSC) 되었으며, 이후 에크모(ECMO) 시술 등 집중 치료가 필요하여 B대학 병원으로 전원시켰다.

　CT 검사에 사용되는 요오드 조영제의 부작용 발생 비율은 약 2% 내외이며 대부분 가벼운 부작용에 그치는 경우가 많으며 사망에 이를 수 있는 심각한 부작용은 10만 명당 1명꼴로 매우 드물며 예측할 수 없는 바 불가항력적인 일이었다.

종합 소견

　사망 진단서에 의하면, 복부 CT 촬영 시 주입한 조영제 투여 후 과민 반응에 의한 사망으로 확인되었으며, 조영제 투여 전 피부 반응 검사를 시행하였으나, 실제 과민 반응 발생 시 적절한 대처가 미흡하였다. 다만, 복부 CT 촬영이 합당한 처방이었으며, 사실상 사전에 과민 반응 여부를 완벽히 알 수 있는 방법이 없으므로 불가항력적으로 발생하였다고 볼 수 있는 점, 과민 반응이 발현된 이후 짧은 시간에 급격히 악화된 점에 비추어 환자에게 곧바로 응급조치가 취해졌더라도 사망의 결과를 반드시 회피할 수 있었다고 단정할 수 없는 점 등이 고려되어야 할 것이다.

　또한 이 사건은 병원의 응급 상황 대비 체계의 미비(응급 상황에 대비한 규정 또는 병원 종사자들의 교육)가 중요한 원인이 될 수 있겠다 하겠으나, 대형 병원이 아닌 곳에서 이렇게 매우 드문 발생에 대해 모든 것을 완벽히 갖출 수 없다는 점도 고려되어야 할 사항이라고 사료된다.

　조영제 부작용 사고로 사망에 이르는 경우는 흔하지 않지만, 발생할 경우 즉시 대처가 가능하도록 직원들의 숙지가 잘 되어 있어야 한다. 무엇보다 중요한 것이 검사를 받기 전 미리 환자에게 조영제 사용에 대한 동의와 조영제 사용에 대한 동의를 구하였는지, 그리고 조영제 사용 시 발생할 수 있는 주의 사항과 대처에 대해 자세하게 설명을 했는지일 것이다. 요즘 의료 사고에서 중요한 부분을 차지하는 것이 환자에게 설명을 했는지, 환자가 동의를 했는지의 부분이다. 나 또한 조영제 동의서에 대한 서명은 하였지만, 어떤 증상이 나타나고 증상이 나타났을 때 어떻게 해야 하는지 주의 사항 등을 듣지 못한 채 서명을 한 터라 지금도 설명 없이 동의서가 작성되는 상황들이 빈번하게 발생할 것 같다.

많은 사람들이 간단하게 생각하는 행위들도 누군가에겐 중한 사고로 다가올 수 있다. 특히 동의서를 받아야 하는 행위라면 만에 하나로 발생할 수 있는 일을 대비하여 의료진과 환자와의 합의 과정을 진행하는 것인데 환자가 이해하고 판단할 수 있도록 자세한 설명을 하는 병원과 의료진이 있는 곳을 선택하는 것이 좋다.

IV. 의료 기관의 감염 관리

손은 씻으셨나요?

수액, 주사가 오염됐다고요?

수액 유효 기간이 지났어요!

거기 감염 관리 직원 있어요?

병원이 너무 더러워요! 그 병원 관리 잘 되나요?

치료받고 고름이 생겼어요

병원에 있으면서 감염이 생겼어요!

○ 손은 씻으셨나요?

코로나 후유증으로 인해 몸살 기운이 지속적이고 두통이 심해 가정의학과 의원에 진료를 보러 갔다. 의사 선생님은 너무 오랫동안 증상이 지속되니 수액을 맞는 것이 좋겠다며 수액을 처방해 주었다.

수액을 맞으러 수액실로 이동했다. 수액실은 빛이 밝지 않고 환자들에게 편하게 잠이라도 청하라는 의미에서인지 어두컴컴하였다. 침대에 누워 주위를 살피는데 이미 사람들이 누워서 수액을 맞고 있다. 직원은 옆에 있던 환자의 수액이 끝났는지 환자의 수액을 정리하고 수액백과 라인을 폐기물 박스에 버린다. 그리고 바로 내 침대 앞으로 왔다.

나는 그녀가 환자의 라인을 정리하고 폐기물에 버린 후, 손을 닦지 않은 것을 분명 보았는데, 바로 즉시 나에게 와서 혈관을 찾는다고 고무줄을 묶는다. 이때부터 나는 그녀를 계속 주시하고 신경이 쓰이기 시작한다.
'팔에 고무줄을 묶은 다음, 바늘 찌르기 전에 손 소독제라도 사용하겠지? 설마 그대로 주사하지 않겠지?'
별 생각을 다하며 기다렸다.
그러더니 갑자기 혈관을 찾았는지 주사를 놓으려 캡에서 주삿바늘을 뺀다.
순간 나도 모르게 말이 나왔다.

"손 씻으셨나요?"

당황한 직원이 "아!" 하더니 손 소독제로 손을 닦는다.

'사람들한테 여태 손을 씻지 않고 주사한 것 아녀?' 의심이 들기 시작한다.

사람들은 주삿바늘이 들어갈 때의 그 통증과 긴장감 때문에 눈을 감고 있거나 괜히 쳐다보고 있으면 통증이 더 느껴질까 봐 상황을 다른 곳에 집중하도록 노력한다. 대부분 주사 맞는 상황에 긴장을 하고 있기 때문에 주사를 놓는 직원이 깨끗하게 손을 씻었는지, 무균술을 제대로 지키면서 주사를 놓는지 잘 살펴보지 못한다. 그 상황에서 직원의 행동을 관찰하는 사람은 그리 많지 않다.

주사 부위 발적이나 통증이 생겨 병원을 방문하는 환자들을 경험해서 그런지, 직원이 다양한 균이 묻은 손을 씻지 않고 다가오는 모습을 보니 나 또한 감염이 생기지 않을까 하여 불안하였다.

올바른 손 씻기는 다양한 감염병을 예방할 수 있는 가장 쉽고 효과적인 방법이다. 올바른 손 씻기만으로도 호흡기 질환은 20%, 설사 질환은 무려 30%나 감소된다고 한다.

특히 환절기가 되면 손 씻기를 잘 해야 한다는 영상과 포스터를 쉽게 관찰할 수 있다. 또한 병원을 방문하면 손 씻는 방법을 세면대 거울에

게시하거나 누구나 쉽게 볼 수 있는 곳에 게시하여 손 씻는 동안 보고 따라 할 수 있도록 해 놓은 것을 쉽게 관찰할 수 있다.

예전 TV에서 손 씻기 실험 카메라를 했었던 방송을 본 적이 있다. 보통 많은 사람들이 손을 씻을 때 물과 세제를 사용해서 씻기는 하지만 골고루 구석구석 마찰을 일으켜 30초 이상 세척하지 않고, 대부분 10초-20초에 그치는 등 올바른 손 씻는 방법을 제대로 완료한 사람을 거의 찾아볼 수가 없었다.

손을 잘 씻어야 한다는 것은 전 국민들이 모두 알고 있는 사실이지만, 제대로 손바닥, 손가락 사이, 손톱 밑 등 세균이 남아 있지 않도록 올바른 손 씻기 방법을 아는 사람은 많지 않다.

올바른 손 씻기 방법을 권장하기 위해 질병관리본부는 아래와 같이 올바른 손 씻기 6단계 방법을 공표하고 있다.

올바른 손 씻기 6단계

· 손바닥과 손바닥을 마주 대고 문지르기
· 손등과 손바닥을 마주 대고 문지르기
· 손바닥을 마주한 채 손깍지를 끼고 문지르기
· 손가락을 마주 잡고 문지르기
· 엄지손가락을 다른 편 손바닥으로 감싸 돌리며 문지르기
· 손가락을 반대편 손바닥에 문지르며 손톱 밑 씻기

손 씻기는 6단계 순서대로 흐르는 물에 30초 이상 비누를 사용하여 씻어야 하고, 물에 젖어 있지 않도록 손 건조하기 등의 단계를 지켜 손 씻기를 마무리한다. 시간 측정이 힘들어 30초 이상인지 알 수 없을 때 사람들은 '생일 축하합니다' 노래를 2번 불러 손 씻는 시간 30초를 채운다. '생일 축하합니다' 노래가 보통 빠르기로 15초 정도 소요된다고 한다.

2020년부터 발생한 코로나로 인해 모든 기관들이 보호자 면회를 금지하고 감염에 주의를 기울여서인지 산후조리원이나 신생아실의 감염 기사가 최근에는 많이 기사화되지 않았지만 불과 몇 년 전만 해도 잊을 만하면 발생하는 산후조리원의 신생아 감염에 관한 기사를 쉽게 접할 수 있었다.

특히 장염 바이러스인 로타 바이러스는 겨울에서 봄까지 영유아에게서 심한 설사를 일으키는 가장 흔한 바이러스성 질환으로 5세 이하 영유아의 대부분이 한 번은 감염된다고 알려져 있다. 로타 바이러스는 전염력이 매우 강한데 주로 직간접 접촉을 통해 대변에서 입으로 감염이 일어나지만 오염된 음식이나 물 또는 공기 중 호흡기를 통해서도 전파될 수 있다. 또한 어린이 집의 장난감이나 기저귀를 담아두는 통, 가구와 같은 딱딱한 표면에서도 발견된다. 로타 바이러스는 생존력이 강해 사람의 손에서는 수 시간, 물속에서는 수 주간 생존하며 감염을 일으킨다고 알려져 있다.

로타 바이러스에 감염되면 구토와 발열 증상이 나타나고 물 설사를 초래해 탈수증을 일으키며, 환자의 30%는 39℃를 넘는 발열을 보인다.

일반적으로 증상은 4~6일간 지속되는데 영유아의 탈수가 매우 심해지면 사망에 이르게 할 수도 있다.

로타 바이러스는 감염 후 임상 증상이 나타나기 전부터 증상이 없어진 후 10일까지 감염된 사람의 대변에 존재한다. 감염된 사람이 증상을 보이지 않더라도 로타 바이러스는 이 기간 동안 사람의 손과 입을 통해 쉽게 전파될 수 있다. 화장실에서 변을 본 후나 아기의 기저귀를 교환한 후 손을 씻지 않으면 바이러스는 그 손을 통해 다른 사람에게 전파될 수 있고 때때로 오염된 물이나 감염된 비말을 통해서도 바이러스가 전파된다.

산후조리원과 신생아실 특성상 아이들을 침상에 나란히 눕혀 놓고 산후조리사 1명이 여러 아이들을 한꺼번에 관리한다. 그중에 로타 바이러스에 감염된 아이가 있을 경우, 철저한 개인위생과 환자 간 분리가 지켜져야 바이러스가 환자 간 전파되는 것을 막을 수 있다.

설사 증상이나 구토 증상이 있을 때 즉시 다른 아이들이 전염되지 않도록 분리시키고 다른 아이들이 괜찮은지 주의, 관찰해야 하며 로타 바이러스가 전염되지 않도록 예방하기 위해서는 반드시 올바른 손 씻기 수칙을 준수하고 환자와의 접촉을 최소화해야 한다.

저출산 시대로 인해 동네에 산부인과와 소아과 찾는 것이 힘들어졌다. 소아과가 몇 군데 안 되다 보니 동네 소아과 중에서도 괜찮다고 평이 나 있는 곳은 오픈 10분 만에 하루 예약이 마감되어 그날 진료를 볼 수조차도 없다. 이런 곳은 예약은 힘들어도 일단 예약이 완료되면 예약 시간에 맞춰 즉시 진료를 볼 수 있다.

　예약 시스템을 운영하지 않은 소아과의 경우 접수한 순서대로 진료를 보는데 일찍 와서 대기하는 사람들로 인해 대기 시간이 1시간에서 2시간 정도가 걸린다. 환자, 보호자가 직접 접수하여 대기해야 하는 병원은 아이들뿐 아니라 보호자들까지 좁은 공간에서 함께 긴 시간을 대기해야 한다.

　오랜 시간 좁은 공간에서 아이들이 함께 있다 보면, 그중 호흡기 질환자가 있어 우리 아이에게 전염이 되지 않을까 하는 걱정이 생기기도 하고, 어떤 사람들은 기다리다 지쳐 대기하다 감염이 된 것 같다고 언성을 높이는 사람도 있다.

　코로나가 처음 발견되어 국민들에게 알려졌을 때는 코로나가 공포처럼 느껴졌다. 어디서 코로나 환자가 발생했다는 소식이 들리면, 그쪽 주변이 어디인지, 환자가 언제 어디서 누구와 접촉을 했는지, 혹시 우리 동네 쪽은 오지 않았는지, 이쪽에 와서 혹시 내가 같은 전철 안에 있지는 않았는지 확진자의 동선을 검색하기 바빴다. 이때를 생각하면 진짜 도시가 마비된 것처럼 사람들이 모인 곳은 절대 나가지 않았고, 심지어 사람들이 모이는 걸 방지하기 위해 식당과 술집은 밤늦게까지 운영하지 못하도록 영업을 규제했었다. 코로나 확진이 나온 사람과 접촉으로 이동 전파가 되지 않도록, 감염자는 2주 동안 강력히 격리했었다.

　코로나 감염 발생 초기에는 사람들이 감염의 경로를 잘 알지 못했다. 오염된 균이 확진자의 손을 통해 이동하거나 균이 묻는 손에 접촉한 물건을 통해 이동할 수 있다는 사실을 많은 사람들이 인지하는 데 어느 정도 시간이 소요됐었다.

　코로나가 거의 막바지가 된 지금은 증상이 초기보다 심하지 않고, 마스크 등 개인 보호구 착용과 손 씻기만 잘해도 코로나에 감염될 가능성이 낮다고 인식되어 이전과는 확실히 다른 반응과 분위기다. 정부는 2023년 1월 30일부터 고위험군 보호 등을 위해 감염 취약 시설, 의료 기관·약국 및 대중교통 수단 내에서만 마스크 착용을 의무 유지시키고, 이외 기관에서는 실내 마스크 착용을 자율적으로 적용하도록 지침을 발표하였는데 여전히 대부분 사람들은 마스크를 벗지 못하고 자신의 안전을 위해 마스크를 착용하는 분위기다.

　손 씻기는 손으로 이동되는 세균의 이동을 차단하는 방법 중에 가장 간단하고 효과적인 방법으로 의료 기관에서 의료진이나 직원의 손 씻는 시점을 다음과 같이 규정하고 있다. 손 씻는 시기는 대부분 의료 기관이 규정화하고 있고, 병원 내 손 씻기 수행률을 지표화시켜 직원들이 손 씻는 행위를 적극적으로 수행하도록 장려하고 있다. 그러나 손 씻는 시점이 규정화되어 있더라도 손 씻는 행위가 강제가 아니라 권장이기 때문에 병원 직원의 특성에 따라 병원의 감염 발생률이 달라질 수 있다.

손 씻는 시점
· 환자 접촉 전(환자와 맥박, 혈압 측정, 청진 등 비침습적 신체 검진 전, 이동, 목욕, 식사, 옷 입히기 등 환자 보조 전 등 포함)
· 청결/무균 처치 전 (상처 드레싱, 연고 도포, 주사, 음식 및 투약 준

비, 멸균 물품 준비 전 등 모든 처치 전)
· 체액 노출 위험 후(점막 또는 손상된 피부 접촉, 침습적 기구 제거 후, 오염물을 다룬 후 등)
· 환자 접촉 후(환자와 직접적 접촉 후, 환자와 맥박, 혈압 측정, 청진 등 비침습적 신체 검진 전, 이동, 목욕, 식사, 옷 입히기 등 환자 보조 후 등 모든 상황 포함)
· 환자 주변 환경 접촉 후(환자 린넨 교환, 침대 난간 접촉, 환자와 관련된 물품이나 환경 표면 접촉 후 등)

손을 씻어야 하는 상황에 손 씻기를 하지 않으면 손 안에 남아 있던 세균에 의해 또 다른 감염이 발생될 수 있으므로 각별히 유념해야 한다. 병원에서 감염이 발생했을 때, 감염 원인은 정확한 역학 조사에 의해 이루어지지만, 병원 내 근무하는 직원들은 본인들로 인해 불미스런 상황이 발생하지 않도록 사전에 불필요한 접촉을 삼가하고 마스크 착용과 손 씻기 등의 개인위생에 철저한 관리를 해야 한다.

선행된 연구 자료를 보고 유추해 보면, 손 씻는 방법과 손 씻는 시점을 잘 지켜 모든 직원들이 손 위생을 시행하는 병원은 감염 발생률이 확실히 그렇지 않은 병원보다 낮다.

따라서 손 씻기가 생활화되어 있는 직원이 많은 병원일수록 감염에 안전한 병원이지 않을까?

○ 수액, 주사가 오염됐다고요?

2017년 갑작스럽게 대학 병원 중환자실에 입원 중인 미숙아 4명이 저녁 9시 30분경부터 차례로 연달아 사망한 사고가 발생하였다. 이 사건은 신문이며 TV 뉴스며 연일 이슈화되어 기사가 쏟아졌고, 도대체 원인이 무엇인지 알지 못해 전국이 떠들썩하였다. 동시다발적으로 신생아 중환자실에 입원해 있는 4명의 신생아들이 80여 분 만에 전원 사망한 사례는 전 세계 어느 곳에서도 발생한 적이 없었고 더군다나 대형 병원이라 칭하는 대학 교육 기관에서 이러한 사건이 발생했다는 사실은 도대체 원인이 무엇인지 많은 사람들을 궁금하게 했다. 이 사건은 오랜 법적 공방 끝에 2022년 12월 최종 의료진 무죄로 판결이 났지만 전 국민이 병원 감염에 대해 생각하는 계기가 되었다.

사건이 발생하자마자 이 사건의 원인이 무엇인지 확인이 되지 않은 상황에서 '의료인의 오염된 조작이 문제이다, 오염된 수액을 맞았을 것이다' 하며 온갖 추측이 난무했다. 전문가들은 정확한 원인을 밝히기 위해 역학 조사를 실시하였고, 최종적으로 세균에 오염된 수액을 가장 큰 원인이라고 결론을 냈다. 중환자실에 입원해 있는 환자가 미숙아들이다 보니 약제를 사용해도 성인 용량이 아닌 미숙아에 필요한 용량 즉 아주 소량의 용량만 필요했다. 당시 심사평가원에서 인정해 주는 주사제의 수가가 1개의 보틀에서 소량만 측정해서 사용하게 되면 소량 약제 수가를 인정해 주는 것이 아니라, 한 개의 보틀 전부 사용해야 수가 인정이 되었기 때문에 성인이 아닌 어린 아이들은 어쩔 수 없이 한 개의 약제를 여러 명과 나누어 쓰게 되었다. 결론적으로 사망 환아들에게는 시트로박터 프룬디균이 발견되었는데, 보도된 기사에 의하면 병원에서 신생아에게 사용할 약제를 적합한 용량으로 나누는 과정에서 발생한 주사제의 오염이나 주사제 주입과 관련된 수액에 의한 감염이 사고 발생의 원인이라고 잠정 발표하기까지 했었다.

그러나 1, 2심과 2022년 12월 대법원은 의료진이 감염 관리 주의 의무를 충실히 이행하지 않은 과실이 있지만, 의료진 과실 때문에 신생아들이 사망했는지는 충분히 입증되지 않았다는 이유로 무죄 판결을 확정했다.

처음부터 지속적으로 거론되었던 시트로박터 프룬디균을 검출한 수액병이 신생아들에게 투입된 후 버려진 폐기물 박스에서 수거되었다는 점과 동일한 수액을 맞은 아이 중 한 명은 이상 없이 정상인 점을 고려하여 수액 감염은 미숙아 사망의 직접적인 사망 원인과는 거리가 있다고 밝히면서 이 사건은 무죄 판정으로 일단락되었다.

감염 사고가 발생했을 때, 그 원인이 100% 감염 때문에 발생했다고 결론을 내리는 것은 힘들다. 다른 어떤 사고보다 감염 관련 사고는 감염이 발생하는 상황이 한 가지 상황만 명확하게 있는 것이 아니기 때문에 원인을 파악하는 것이 여간 힘든 일이 아니다.

대학 병원 미숙아 사건이 큰 이슈였기 때문에 많은 국민들이 감염에 대해 인지하게 된 계기가 되었지만 수액과 관련된 사고는 이전에도 종종 기사화되어 발표가 되었었다.

  2015년 11월 서울 양천구에 있던 다나 의원에서 C형 간염 집단 감염 사고가 발생했다. 이 병원에서 마늘 주사나 비타민 주사 같은 기능성 영양 주사를 투여받은 환자들이 대거 C형 간염에 감염되었다. 병원의 C형 간염이 발생한 원인을 역학 조사를 하다 보니, 일회용 주사기를 여러 환자에게 돌려쓰는 이해할 수 없는 행동으로 감염 사고가 일어났다는 사실이 밝혀졌다.

  나 또한 처음 기사를 접하고 '어떻게 이런 일이 가능하지? 뭘 어떻게 했다는 거지?' 하고 이 상황을 전혀 이해하지 못했다. 이후 이 사건의 감염 과정을 듣고는 정말 더 이해할 수 없는 상황이라 너무 놀란 기억이 있다. 이 병원은 수액 주사로 동네에서 정말 유명했던 모양이다. 이 환자들은 병원에 방문하자마자 진료도 없이 수액 바늘을 꽂고 침대에서 대기한다. 여러 명의 환자가 동 시간대에 함께 수액을 맞기 위해 대기하고 이후 의사가 약물을 넣은 주사기 한 개를 들고 누워 있는 환자들에게 이동하면서 차례로 고무 부분에 반복적으로 약물을 주입했다는 것이다. 환자에게 투여되는 일회용 주사기와 수액 세트, 수액은 무조건 한 사람당 하나가 원칙이라는 사실은 학생 때부터 배우는 것인데 이것을 어겼다는 사실이 매우 놀라웠다.

  다나 의원의 C형 간염 감염 사고 이후 주사기 재사용을 처벌하는 의료법 조항이 신설되었고 1회용 주사기 등 재사용 의심 의료 기관 신고 대응 시스템이 생기게 되었다. 이 사건이 사람들에게 잊히기도 전에 또 주사 관련 사고가 발생한다. 다나 의원 사건 이듬해 서울 동작구에 있는 정형외과에서 주사기 재사용에 대한 신고가 접수되었다. 신고가 접수되면 즉시 현장 조사가 이루어져야 하는데 이 의원의 경우 현장 조사가 30일 이상 지연되어 감염 원인균을 밝혀낼 수 없게 되었다. 하지만 해당 병원 관계자가 오염된 주사액을 다른 환자들에게 다시 사용했다고 진술하였고 역학 추적 결과 300명이 넘는 환자들이 C형 간염 항체 양성자로 확인되어 의사의 실형이 선고되었다.

감염 관련 문제는 큰 병원 작은 병원 구분할 것 없이, 병원에서 근무하는 직원들의 경각심이 없으면 언제 어디서나 발생할 수 있다. 특히 고위험군, 중증도가 높은 환자들은 감염에 대한 면역력이 약하고 치료 위주의 진료를 받기 때문에 같은 균에 노출되더라도 건강한 사람보다 질환으로 연결되는 확률이 높고, 그 피해 정도가 클 수 있기 때문에 각별히 더 주의해야 한다.

많은 의료 사고 중 주사기 재사용으로 인한 C형 간염이 생긴 중재원 사례가 있어 소개해 본다. 대부분 병원에서 발생한 C형 간염 사고는 다음과 같은 행위에 의한 사례이지 않을까 싶다.

다이어트 위해 수액제 투여 후 C형 간염 바이러스 감염

사건 개요
A씨는 B형 간염 바이러스 보유자로 건강 검진 결과, 간 표면이 거칠면서 지방간 소견을 보여 A병원(종합 전문 요양 기관)에 내원하여 혈액

내 간세포 염증 수치 검사와 간 스캔을 실시한 결과 특이한 소견이 없는 것으로 진단받았던 환자이다. 이후 다이어트 목적으로 B병원을 수차례 내원하여 지방 분해 주사 및 라식스(이뇨제) 등이 혼합된 수액을 수차례 투여한 후 C형 간염 바이러스에 이환된 사실이 확인 되었던 사건이다.

치료 과정

환자 A씨(52세, 여)는 2015. 8. 개인 병원에서 건강 검진을 받은 결과 지방간과 간 표면의 거친 소견이 관찰되어 A병원 소화기 내과 외래에 내원하여 간 스캔 검사와 혈액 내 간 세포 염증 수치 검사 등을 실시하였고 당시 간세포 염증 수치(SGOT, SGPT)는 모두 정상 범위인 40 IU/L 이하로 측정되었으며 간 스캔 검사 결과는 경미한 간 섬유화 소견(F1)이 있음으로 확인되었다. 이후 다이어트 등을 목적으로 B병원에 내원하여 라식스(이뇨제), 덱사메타손(부신호르몬제), 타마돌(해열·진통·소염제), 린코마이신(항생제), 비타민 제제 등을 혼합한 수액 주사제를 수차례 투여받았다. 2015. 11. 경 환자는 B병원 소재지 관할 보건소로부터 C형 간염 바이러스와 관련된 혈액 검사를 받을 것을 권고받아 검사를 실시한 결과, C형 간염 바이러스 항체는 양성이었고 HCV-RNA 정량 검사 결과는 7.12 x 10⁶ IU/mL이었으며 유전자형은 HCV 1a형으로 확인받았다. 2015. 12. A병원을 내원하여 검사 결과를 재확인하여 C형 간염에 이환된 것으로 확진받은 뒤 A병원에서 간장 질환 용제를 투여받다가 2016. 6. C형 간염 바이러스에 의한 만성 간염 진단하에 항바이러스 제제인 ledipasvir/sofosbubir 복합제(제품명 : 하보니)를 투여할 계획으로 약물 치료를 시작하였다.

분쟁 쟁점

환자 측 : 자신이 B형 간염 바이러스 보유자임을 고지하였지만 병원에서는 이에 대해 아무런 고려도 없이 다른 사람에게 사용한 주사기를 다시 사용하였고, B병원 내원 전 실시한 검사상 이상 소견이 없었으나 B병원을 내원한 이후에 C형 간염 바이러스에 감염된 것으로 보아 B병원에서의 과실로 인하여 감염된 것이다.

병원 측 : 환자를 치료하는 과정에서 혼합 주사액이 든 주사기를 여러 환자에게 재사용하였음을 인정하나, C형 간염 바이러스 이환과의 관련성에 대하여는 의견을 제시하지 않는다.

감정 결과

일회용 주사기에 담긴 용액을 여러 명의 환자들에게 분할 투여하는 등 재사용하였고 수액제 주입로를 통한 주사 시에는 주사기로 혈액의 역류가 발생하게 되므로 주사기와 주사액은 쉽게 오염될 수 있었던 점, 오염된 잔여 주사액에서 검출된 C형 간염 바이러스의 유전자형이 C형 간염 바이러스에 이환된 환자의 유전자형과 동일한 점 등을 고려할 때 B병원이 주사기 및 주사기 내 약물을 재사용하여 신청인을 C형 간염 바이러스에 이환시켰다고 추정된다.

조정 결과

B병원은 환자 측에게 위자료 포함 치료비 등으로 16,044,810원을 지급한다. 환자 측은 B병원이 상기 지급 의무를 이행하면 B병원의 형사

처벌을 원하지 아니한다. 다만, 치료 후에도 C형 간염이 완치되지 아니할 확률이 1% 정도 있음을 감안하여, 환자는 하보니 12주 투여 치료를 종료한 후 12주 또는 24주째에 지속 바이러스 반응(SVR)에 도달하지 아니하였다고 판정된 경우 그 이후의 이 사건 의료 사고로 인한 손해에 대하여는 별도로 청구하기로 한다.

보통 주사기 재사용에 대한 기사가 나오면 '썼던 주사기를 환자에게 또 사용한 건가? 어떻게 그럴 수 있지? 에이즈 같은 불치병은 혈액에 노출된 바늘에 찔림을 당해서 전염된다고 일반인들도 익히 들어 알고 있는데 어떻게 한 번 사용했던, 혈액과 체액에 노출된 바늘을 다시 사용할 수 있지?' 하고 너무 이해하기 힘들었다.

바늘을 끼운 상태에서 환자 혈관이나 근육, 피하 주사로 사용되었던 주사기만 오염된 것이 아니라, 수액제 주입로를 통한 주사(needle을 제거하고 3way를 통한 추가 주사)도 눈에 보이지 않는 소량의 혈액의 역류에 의해 주사기가 오염되기 때문에 만일 그 오염된 주사기를 여러 명에게 사용했다면 다수의 감염 환자가 발생한다. 또한 대용량으로 판매되는 주사액에서 필요한 만큼만 소량씩 빼내서 사용하는 경우, 한 번 사용한 주사기는 폐기하고 반드시 새로운 주사기를 사용하여야 한다. 한 번 사용한 주사기는 환자에게 직접 사용하지 않았다고 여러 번 사용하는 경우에도 감염이 발생할 수 있으니 주의해야 한다. 만일 대용량 주사액을 여러 번 나눠서 사용할 상황이 발생할 경우는 가급적 대용량으로 판매되는 주사제보다 소용량으로 판매되는 것을 사용하도록 하고 여러 사람이 나눠 쓰지 않아야 감염 발생을 미연에 차단할 수 있다.

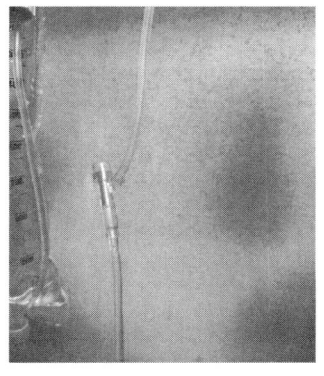
Y자 수액 세트

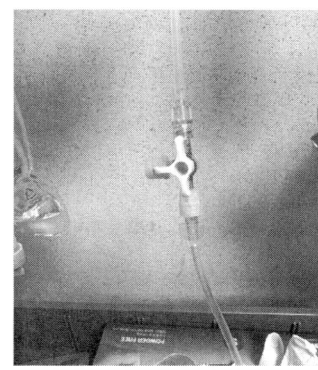
3way

수액 주입 시, 추가적으로 주사제 주입이 필요한 경우 사진과 같은 수액 세트나 3way를 통해 투입한다. 어떤 병원은 눈에 보이는 혈액이 없었다고 이곳을 통해 주사(shooting)하면서, 여러 환자에게 같은 주사기를 재사용하여 감염이 발생시킨 병원도 있었다.

수액은 바늘이 꽂힌 혈관 쪽 방향으로 주입된다 하더라도, 수액 병의 위치나 환자의 자세에 따라 혈액이 역류하는 현상이 발생할 수 있어 우리가 눈에 보이지 않는 혈액이 수액 라인 안에 존재할 수 있다.

환자의 감염은 일회용품을 재사용하거나 일회용품을 사용하지 않아서 발생하지만, 일회용품 내 발견하지 못한 이물질로도 발생한다. 인터넷 기사를 보거나 사람들이 남겨 놓은 SNS 글을 읽다 보면, 병원에서 주사를 맞는 과정에서 수액 연결 세트에 벌레가 들어 있는 것을 발견하거나 정체 모를 이물질이 들어 있었다는 글을 종종 보게 된다.

영아에게 사용한 수액에 벌레가?

2017년 9월 5개월 된 영아가 요로 감염으로 서울 모 대학 병원에 입원했다. 새벽 6시부터 13시간 동안 수액 치료를 받다가 수액을 교환하게 되는데 수액을 교환한 지 2시간이 지난 후, 부모가 수액 라인을 쳐다보다 날파리 같은 벌레를 발견하게 된다. 5개월밖에 안 된 아기가 혹시라도 이상이 생길까 전전긍긍하던 부모의 인터뷰가 아직도 기억이 난다. 불량한 수액 세트를 제조한 제조사에 1차적인 잘못이 있는 것이 분명하지만, 수액을 준비하면서 세트를 확인하지 않은 간호사도 책임도 크다고 연일 뉴스 중심에 보도되었다.

바퀴벌레까지 발견됐다고?

날파리 수액 세트가 발견된 지 얼마 되지 않아 경기도 모 대학 병원에서도 수액 세트에 이물질이 들어 있는 것을 발견하게 된다. 간호사가 이 날 환자에게 수액을 투여하기 위해 준비하는 도중 바퀴벌레로 의심되는 이물질이 들어간 세트를 발견하고 즉시 신고한 사건이다. 환자에게 투여 전 발견한 간호사로 인해 안전사고는 나지 않았지만 계속해서 세트에 이물질이 발견되는 사건이 지속되자 식약처에서는 대대적인 조사에 착수하기 시작하였다.

수액 세트 이물질 사건이 사회적 이슈화됨에 따라 의료 기관 인증원에서도 2018년 5월 '오염, 불량 진료 재료 사용 방지를 위한 환자 안전 주의 경보'를 발령하였는데 인증원에 보고된 환자 안전사고 5562건(16.7~18.2) 중 진료 재료 오염, 불량 관련 사고가 119건이나 보고되었다. 기사화되지 않은 병원들에서도 IV(혈관) 카테터 내 벌레를 발견하거나 주사기 내 실(머리카락 유사) 발견, 수액 세트 내 이물질 등을 발견하여 보고하였는데 어느 기관을 막론하고 진료 재료에서 이물질은 발견될 수 있다.

일회용 기기는 보통 무균 소독이 되어 있는 데다 밀봉이 된 채 의료 기관에 들어오기 때문에 대부분 세트 안에 이물질이 들어 있으리라고는 생각하지 못한다. 이런 이유로 사용자가 세심하게 들여다보지 않고 바로 사용하는 경우가 생기는데 수액 세트에 벌레 등 이물질이 들어가는 경우, 오염된 수액이 혈액 내로 바로 주입되어 심장과 뇌로 전달되기 때문에 환자에게 위험한 상황이 발생할 가능성이 있다.

우리는 작은 병원보다 대형 병원에 가야 훨씬 질 좋은 서비스를 받을 수 있고, 안전하다고 생각한다. 아이러니하게도 이슈가 되어 기사화된 병원 모두 대형 병원이었다. 두 병원에서 똑같이 일회용 수액 세트에 이물질이 발견되었어도 어떤 직원이 어떤 절차를 수행했는지에 따라 결과적으로 환자에게 미치는 영향은 100% 달라졌음을 볼 수 있다.

좋은 병원을 선택하기 원한다면, 내가 방문한 병원의 직원이 진료 재료대의 오염으로 인해 사고가 발생하지 않도록 준비하는 단계에서 확인하는 작업을 하는지 살펴보고, 나 또한 이 병원이 제대로 된 제품을 사용하고 있는 것이 맞는지 점검함으로써 잘못된 일이 발생하지 않도록 나 자신을 보호하는 것이 좋을 것 같다.

○ 수액 유효 기간이 지났어요!

 몇 년 전 모 대학 병원에서 수액 날짜가 지난 것을 신생아가 맞았다는 기사로 한참 시끄러웠다. 다행히도 일찍 발견한 아기의 아버지 덕분에 아기에게 별 반응은 나타나지 않았고 향후 문제가 있을 시 병원에서 관리, 지원하는 것으로 일단락되었다. 어떻게 이런 일이 있어났을까? 그것도 하루에도 수백 명, 수천 명이 방문하는 대학 병원에서⋯.

 유효 기간이 지난 수액에 관한 글을 쓰고 있다가 얼마 전 서울에 있는 모 대학 병원에서 또 유효 기간이 지난 수액 투여로 환자가 사망하는 사고가 발생했다는 뉴스를 들었다. 유효 기간이 지난 수액을 맞았다는 글은 인터넷 검색으로 종종 발견됐었지만, 이번처럼 사망한 환자는 없었기 때문에 기사 보도를 보고 많은 사람들이 놀라워했다.
 이번에 사망한 환자의 경우 무균 치료를 받고 있는 항암 환자였는데, 유효 기간이 지난 수액을 맞더라도 누군가에겐 아무런 증상 없이 그냥 지나갈 수 있지만, 면역력이 낮은 항암 환자 같은 경우는 신체에 위중한 결과를 가져올 수 있는 상황이 발생할 수 있다. 의료 기관에서 사용하는 모든 약제는 환자의 몸에 직접 100% 투여되는 것들이다. 이런 약제는 모든 의료 기관에서 철 저히 관리되어야 하는 것이 분명한 사실임에도 불구하고 잊을 만하면 약품으로 인해 발생하는 환자 안전사고 소식은 '이번엔 왜? 무슨 일인 거야?' 하고 궁금증을 유발시킨다. 어찌됐든 기관에서 발생한 의료 사고는 해결되는 데까지 장시간이 걸리고 그 과정도 힘든 데다가 잘잘못을 가리는 게 복잡하기 때문에 환자 측도, 병원 측도 사고가 발생함과 동시에 매우 긴장되고 해결이 어렵다.

'유효 기간이 지난 수액을 어떻게 환자의 몸에 직접 주입하게 되었을까?'

생각해 보니 집에서도 냉장고에 음식을 정리하지 않고, 새로운 것을 사서 자꾸 앞으로 채우다 보면 유효 기간을 넘긴 음식들이 냉장고 안쪽에서 몇 개씩 발견되기도 하니 그런 경우였을까 싶다.

대형 병원은 하루에도 수백 개의 수액이 사용되고, 일주일에 몇 번씩 한 번에 수많은 수액이 병원 창고에 새로 채워진다. 먼저 배송받은 수액을 먼저 쓰도록 앞쪽으로 정리하고 새로 받은 유효 기간이 많이 남은 수액을 뒤쪽으로 정리해야 하는데 그 과정이 생략되었을 수도 있고, 수액이 처음 입고되는 약국이나 처음 받은 부서에서는 이 과정은 제대로 유지되었으나 수액을 투여하는 부서에서 약 관리가 잘 안 되어 오래된 수액이 제일 뒤쪽으로 보관되어 있었을 수도 있다.

의료 기관 평가 인증 마크를 획득한 병원들은 약물 관리 조사도 받게 되는데 약물이 입고되어 환자에게 투여될 때까지 약물이 안전하게 보관되어 있는지 그리고 투여 직전까지 안전하게 관리가 되는지 확인하고 평가한다. 병원마다 약물이 이동하는 경로가 다르고 그 경로에 따라 담당자도 다르고 관리하는 방법이 다르기 때문에 안전한 약제가 환자에게 투여되기 위해서는 병원의 전반적인 시스템이 잘 갖추어 있어야 한다.

대부분 한곳에서 관리되는 병, 의원들과 달리 종합 병원 이상 대형 병원들은 병원의 한곳으로 수액이 입고되면 해당 각 부서로 정기적으로 배분하여 방출시키는데, 병원 사정에 따라 수액을 보관하는 장소의 부서는 다를 수 있다. 어떤 기관은 부서에서 수액을 비품으로 가지고 있으면서 사용 후 부족할 때마다 메인 부서(메인 보관 장소)에서 수액을 가져다 채워 놓거나 하는 시스템을 사용할 수 있고 어떤 기관은 처음부터 사용 부서(각 병동)로 수액을 입고시킬 수도 있다.

비품 형식으로 부서에서 약제를 가지고 있는 경우, 메인 부서인 약제 부서에서 유효 기간 및 약제의 적절성을 확인하기 위해 정기적으로 해당 부서를 방문하여 점검하는데 법적인 강제성이 아닌 병원마다 본인 병원에 맞는 주기를 설정하고 관리하는 자율적인 방법이다 보니 메인 부서에서 방출한 약제에 대한 관리가 잘 이루어지지 않을 수도 있다.

수액 치료를 많이 하는 병원에서는 수액의 입출고가 빠르기 때문에 선입 선출(유효 기간이 가까운 약제부터 먼저 사용) 관리만 잘 되어 있으면 유효 기간 관리에 문제없을 것이나, 수액 치료를 거의 하지 않는 병, 의원에서 수액을 맞게 되는 경우는 수액 투여 직전 유효 기간을 직원은 반드시 확인을 해야 하고, 환자 또한 내가 맞는 약이 정확한 것인지를 다시 한번 확인해야 발생할 수 있는 사고를 미연에 방지할 수 있다.

투약을 위한 5 Right는 모든 약제를 투여할 때 수행자가 반드시 지켜야 할 기본 원칙이고 간호학에서 가장 기본적으로 배우는 사항인 데다 지키지 않을 경우 사고로 이어지기 때문에 반드시 확인해야 할 사항이다. 사실 정확한 의약품을 투여하라는 지시는 있지만 그 정확한 의약품의 유효 기간을 확인하라는 구체적인 내용은 없어 기관마다 그것을 확인하는 병원만의 방법을 추가하는 경우도 있다.

5 Right

· 정확한 환자(Right Patient)
· 정확한 의약품(Right Drug)
· 정확한 용량(Right Dose)
· 정확한 시간(Right Time)
· 정확한 투여 경로(Right Route)

어떤 기관에서는 안전 절차 중 하나로 유효 기간을 확인하는 방법을 병원 차원에서 설정하기도 한다. 수액을 준비할 때 준비하는 사람이 약을 확인하면서 유효 기간에 유성 펜으로 날짜를 확인했다는 표식을 한다. 보통 이런 확인 절차가 생략되거나 누군가가 관리하지 않으면 유효 기간을 다시 한번 점검하기가 쉽지 않기 때문이다.

또 유효 기간에 유성 펜으로 날짜를 확인했다는 표식이 되어 있더라도 날짜는 반드시 재확인해야 사고가 나지 않는다.

그렇다고 유효 기간에 동그라미를 치는 병원은 모두 안전할까?

한 가지 예를 살펴보면, 유효 기간이 지난 수액 투여로 인해 기사가 나기 시작하니 본인 병원도 수액을 관리하기 위해 집행부에서 수액 외관에 적힌 유효 기간에 유성 펜으로 똑같이 표식을 하기로 하고 직원들에게 그 사실을 공유했다.

직원들 중 어떤 직원은 '수액 준비하기도 힘든데 이걸 동그라미까지 치라고?' 하면서 일이 한 가지 더 늘었다며 투덜댔다고 한다. 그리고 시간이 지나면서 유효 기간을 확인하고 동그라미 치는 것이 아니라, 그 동그라미 치는 업무를 빨리 하기 위해 수액에 적힌 유효 기간 확인 없이 동그라미만 치고 있더란다.

환자에게 안전한 환경을 만들기 위해서는 같이 일하는 직원 모두가 환자 안전에 중점을 두어 업무를 해야 한다. 표식하면서 반드시 유효 기간이 맞는지 확인을 하자고 다 같이 규칙을 정하고 시행하기로 했으면 환자의 안전을 위해서 직원은 반드시 유효 기간이 맞는 것을 확인한 후에 동그라미를 그리는 것이 맞다.

병원에서 전체 직원들과 함께 어떤 일을 시작할 때 이 일을 하는 목적이 무엇인지, 그리고 환자 안전을 위해서 왜 해야 하는지를 직원들과 공유하여 절차를 만들어야 한다. 그래야만 확인이 빠진 단순히 동그라미만 그리는 무모한 작업을 하는 직원을 만들지 않을 것이다.

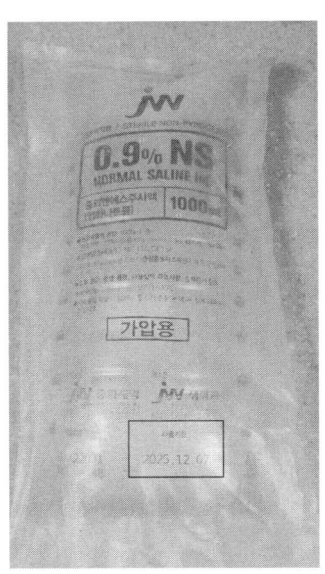

수액 외관에 적힌 수액 유효 기간

수액을 맞을 때 수액병이나 팩 외관에 유효 기간은 반드시 적혀 있다. 조금만 관심을 가지고 확인하면 유효 기간이 지난 약제가 주입되는 안전사고를 막을 수 있다.

○ 거기 감염 관리 직원 있어요?

2000년 이후 세계 각국에서 시작된 신종 감염병 발생이 해를 거듭할수록 파급력 있는 전염병으로 변종되어 출현하고 있고, 한국 사회 또한 노령 인구가 증가하고 만성 퇴행성 질환 증가, 항암제와 면역 억제제 사용으로 인한 내성균 증가 등으로 인해 병원 감염 발생은 지속적으로 증가하고 있다. 우리나라는 1991년 처음으로 병원 내 감염 관리 간호사가 도입되었는데 이후 감염 관리가 강화되면서 기관마다 감염 관리사나 감염 관리 실무사 등 전담 간호사를 두고 원내 감염을 관리하고 있다.

2002년 3월 의료법에 병원 감염 예방에 관한 규정이 제정 된 후, 2022년 11월 의료법 47조 1항에 따라 100 병상 이상을 갖춘 병원급 의료 기관은 감염 관리실 설치가 필수이며, 46조(감염 관리실의 운영 등)에 따라 종합 병원, 150개 이상의 병상을 갖춘 병원, 치과 병원 또는 한방 병원의 경우 감염 관리실에 두는 인력 중 1명 이상은 꼭 전담으로 근무해야 한다.

병상이 구비되어 있어 환자의 입원 치료를 하는 병원은 외래 환자들이 오는 병원보다 여러 가지 이유들로 인하여 병원 감염 상황에 노출되기 쉽다. 입원 환자들은 본래 가지고 있는 기저 질환들로 인하여 방어기전이 약해진 상태이며, 침습적인 시술이나 수술 등으로 인해 감염이 발생할 위험성이 훨씬 높다. 이런 문제들로 인해 병원의 감염 관리는 갈수록 강화되고 있으며 병원 감염을 최소화하기 위해 감염 관리실 운영과 감염 전담자의 활동 수행을 법으로 정하고 있다.

100 병상 이상인 병원, 감염 관리실과 감염 관리 간호사가 많이 있는 병원만 감염에 안전할까?

사람들은 막연하게 대형 병원이 모든 면에서 훨씬 낫다고 대형 병원으로 몰리는 경향이 있다. 물론 우리가 알고 있는 상위 대형 병원은 질병의 중증도가 높은 많은 환자들이 입원해 있고, 병상 수가 크다 보니 감염 관리 전담 간호사 숫자가 많지만 그만큼 취약한 환자들이 많기 때문에 경증 환자가 입원하는 병원들과는 병원 감염 발생률이 다르다. 또한 병원의 분위기에 따라 감염 관리가 달라질 수 있다. 감염 전담자가 있더라도 직원들과 함께 감염 발생 상황을 적극적으로 개선하고 활동하는 병원은 감염이 발생하더라도 발생률이 증가하지 않도록 적극 관리할 것이고, 감염 지침은 있지만 실행하는 사람들이 없고 직원들이 개선에 적극적이지 않는 병원은 감염이 발생할 경우, 주위 환자들에게 전파됨으로 인해 발생률이 높아질 가능성이 있다. 감염이 발생했을 때 병원이 어떻게 관리하느냐에 따라 감염 관리에 대한 결과가 다르게 나타날 것이다.

의료 분쟁에 종종 올라오는 사건들을 보면 병원의 크기와 상관없이 수술, 시술 후 발생한 감염, 주사 수액 등을 맞은 후 발생한 감염, 관리 되지 않은 환자로부터의 감염 등 감염 관련 문제는 꾸준히 발생하고 있음을 알 수 있다. 감염과 관련된 사고는 여러 상황과 맞물려 있기 때문에 그 발생 원인을 찾아내는 것이 매우 어렵다. 또한 감염 관련 사고는 발생했을 때 여러 사람에게 전파되어 파급력이 크기 때문에 처음부터 발생하지 않도록 지속적으로 감염 예방 관리가 필수적이다.

입원 환자가 없는 의원은 감염 관리 전담 간호사가 없는데…

입원 환자가 없는 의원에서의 감염 관리는 취약 환자가 입원해 있는 기관과는 달리 감염이 발생할 상황이 다양하지 않아 외래 환자 위주의 감염 관리가 필요하다. 환자의 입원을 필요로 하지 않는 간단한 수액 치료나 주사 치료만을 하는 질병으로 사람들이 찾는 의원의 경우, 전문적인 균 관리나 역학 조사 등이 필요하지 않기 때문에 면허를 취득하기 전 학교 교과 과정에서 배운 기본적인 병원 감염 관리, 소독과 멸균, 무균술 등으로도 감염 예방이 가능하다. 더군다나 최근 다양한 종류의 감염병 발생은 사람들의 감염 인식이 강화시켰고, 그에 따라 의원들도 불미스러운 감염이 발생하지 않도록 무균술 등 기본적인 더욱 준수하고 관리하는 실정이다.

그럼에도 불구하고 우리는 왜 소규모 의원을 가면, 감염 관리가 전혀 안 된다고 생각할까?

잊을 만하면 의원에서 발생하는 대형 감염 사고 기사가 연일 보도되는데 건수가 많지 않은데도 주사기 재사용이나 수액 오염 등 절대 발생하지 않아야 할 감염 사고가 사람들을 잘못된 병원이라는 인식을 각인시켜 더욱 잘못된 이미지를 남게 한다. 기본을 지키지 않는 몇몇 작은 기관들 때문에 대형 병원보다도 더 감염 관리를 잘 하고 있는 병원들은 피해를 보는 상황이 생길 수 있다. 이로 인해 결과적으로 소규모 병원에 대한 사람들의 나쁜 인식이 전달되어 더 대형 병원으로 쏠림 현상이 지속되는 것 같다.

수액이나 주사로 인한 감염을 예방하기 위해서는 어떤 관리를 해야 하나?

수액과 주사로 인한 감염 사고가 발생하지 않기 위해서는 수액 준비 전 손 씻기가 먼저 수행되어야 하며 수액을 준비하는 처치대는 소독제로 매일 청결하게 환경 소독을 해야 한다. 감염 관련 사고는 원인을 발생시키는 균이 어느 상황에서 감염되어 인체에 반응을 일으키는지 알 수 없다. 기관에서 수액을 준비할 때는 그 과정 하나하나 소독을 시행하고 무균술을 반드시 지켜 감염균이 침투될 수 있는 상황을 차단해야 한다.

처치대에서 주사제를 준비하다 오염 물질이 처치대에 튀거나 잘못해서 엎질러졌을 경우, 즉시 환경 소독을 시행해야 하는데 환경 소독제나 소독 티슈가 준비되어 있지 않으면 즉시 소독할 수 없어 부적절한 환경에 노출될 수 있다.

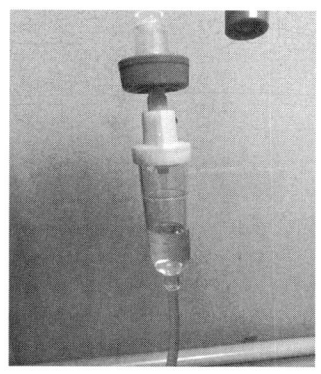 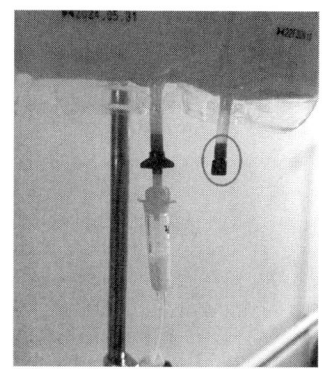

수액 세트와 수액 연결 시 소독, 붉은색 동그란 원 부분에 주사제 투입 시에도 반드시 소독 후 주입해야 함

 수액을 준비할 때 수액병을 비닐 포장에서 빼낸 후 수액 세트를 연결하는 고무마개를 알코올 솜으로 한번 닦아 준비해야 하고, 반드시 수액 준비는 환자에게 투여하기 직 전 만들어야 한다. 어떤 병원에서는 본인들의 편의에 의해 그날 사용할 수액을 미리 만들어 두기도 하고, 미리 하루 분량의 투약할 주사약을 미리 만들어 놓고 환자가 올 때마다 준비해 둔 약을 투약할 수도 있다.

 수액과 주사는 미리 만들어 방치할 경우 세균이 자랄 가능성이 높고 특히 영양제나 수면 마취제로도 많이 쓰이는 지질제제의 프로포폴은 냉장 보관해야 하는 약임에도 불구하고 하고 실온에 보관을 잘못하여 패혈증을 발생시킬 수도 있다. 또한 혈관에 주입되는 약물은 반드시 무균 상태가 유지된 상태에서 투입되도록 해야 하고, 이런 행위를 올바르게 수행하기 위해 약을 관리하는 직원들의 감염에 대한 교육과 훈련 및 관리가 필요하다.

　만일 병원을 방문했을 때 수액이나 주사를 맞아야 하는 상황이 발생한다면 직원이 어떻게 수액과 주사제를 준비하는지, 주사제를 맞는 장소는 청결하게 구비가 되어 있는지, 약제 투여 시 약제의 보관과 관리에 대해서 잘 알고 준비를 하고 있는지 등을 살펴본다면, 감염에 안전한 병원 선택에 도움이 될 것이다.

○ 병원이 너무 더러워요! 그 병원 관리 잘 되나요?

나는 처음으로 가는 병원이면 진료과마다 의료 기구들이 다르긴 하지만 진료실 위에 놓인 의료 기구들을 대충 살펴보는 편이다. 입안을 검사하고 사용한 설압자와 사용 후 설압자를 구분하여 잘 정리하고 있는지, 아이 코 안을 들여다보고 흡인기를 사용할 경우 사용 전후 처리는 잘 하고 있는지, 드레싱 카트가 보이면 드레싱 카트가 깨끗하게 잘 정돈되어 있고, 일회용을 사용하는지 아니면 소독된 용품을 사용하는지, 또 여러 번 사용하기 위해 캔 안에 알코올 솜이나 베타딘 같은 소독 용품을 구비해 놓았는지, 알코올 솜 캔이나 베타딘 캔은 알코올 등 용액이 날아가서 말라 있지는 않는지, 만들어 놓은 캔은 만든 날짜를 기입해서 관리를 하고 있는 건지, 혹시나 만들어 놓은 지 오래되어 보이지는 않는지 눈으로 여기저기 쭉 한번 관찰하는 편이다.

병원에서 진료를 받으면서 감염이 생겼다면 어떤 감염 질환의 경우는 병원에서 생긴 것이라고 추측은 하지만, 그걸 증명해 내는 것이 매우 어렵기 때문에 일단 눈에 보이는 곳부터 깨끗하게 잘 정돈되어 있는지를 먼저 보게 된다.

감염은 어떤 경로로 발생하게 될까?
감염이 발생되는 경로는 콧물이나 침으로부터 나오는 체액에 감염되는 비말 감염, 감염 균이 공기 중에 떠다니면서 사람의 호흡기로 이동되어 전파되는 공기 감염, 환자가 가지고 있는 균이 외부로 유출되면서 그 사람이 만졌던 사물이나 사람과 접촉함으로써 전파되는 접촉 감염 등으로 나눌 수 있는데 병원 내에 있는 환경 관리가 잘 되지 않으면 치료받으러 병원에 갔다 오히려 질병을 얻는 결과가 발생할 수 있으니 기관 내 환경 관리는 실시간 지속적으로 유지되어야 한다.

보통 감염은 균을 보유하고 있는 환자에 의해 전파되는데 주로 직간접적인 접촉, 공기, 비말을 통해서 이동되고 오염된 물이나 음식 등 다음 사례와 같이 환경을 통해서도 전파될 수 있다.

1984년 7월 국내 K종합 병원 중환자실에서 중환자 및 중환자실 근무 의료진 26명 중 23명이 원인 불명의 집단 폐렴에 감염되었고 입원한 환자 10명 중 4명이 사망하는 사고가 발생했다. 처음에 원인을 밝히지 못해 괴질이 발생했다고 신문 1면에 대서특필되었었는데 냉방기를 통해 레지오넬라균에 감염이 발생되었음이 역학 조사를 통해 밝혀졌다. 레지오넬라균은 제3군 법정 감염병으로 주로 오염수나 상온의 물에서 번식하고, 냉각수에서도 번식하는 균이다. 특히 25~45℃에서 번식하기 시작하여 37~42℃에서 급증하게 번식하기 때문에 냉방기 사용이 증가하는 6~8월에 잘 발생한다고 알려져 있다. 겨울철에 증식하지 않은 균이 여름철 온도가 올라감에 따라 급증하는 것인데 에어컨 안에 붙어 있던 균들이 에어컨 가동과 동시에 전파되어 감염을 유발하게 된다. 레지오넬라균에 감염되어 폐렴이 동반될 경우 고열, 두통, 구토, 설사 등을 일으키며, 심할 경우 사망에 이르게 된다.

감염에 취약한 환자들이 밀집하는 병, 의원에서는 레지오넬라균에 노출되지 않도록 냉방기의 주기적인 관리가 필요한데 어떤 기관들은 기기 관련 업체에 정기적으로 청소 소독을 의뢰하기도 하고, 어떤 기관 자체적으로 실시하기도 한다. 업체를 통해 냉, 온수기나 냉방기 관리가 되는 곳은 업체에서 관리 후 청소, 소독 여부 장부를 기관에 제공하여 따로 보관하여 가지고 있거나, 기기 옆에 어떤 부분을 점검했는지 관리 대장이 붙어 있기도 한다.

환절기만 되면 아이들은 소아과를 많이 방문한다. 나는 동네 여러 소아과 중에 비교해 보고 제일 괜찮은 곳을 선정하여 지속적으로 방문하는데 그날도 어김없이 여러 명이 한꺼번에 환자 접수로 몰려들었다. 소아과 방문 아이들은 대부분 열이 나거나 기침이나 콧물 등 감기 증상 때문에 많이 방문하는데 소아과를 방문하면 항상 아이 열을 재는 것이 기본이다. 대기판에 접수 순서를 작성하고 의자에 앉아 있는데 간호사가 이름과 생년월일을 확인하며 아이에게 다가왔다. 그리고 고막 체온계를 가지고 아이에게 열을 측정하고는 "**열은 없네요!**" 한다.

그러고 나서 아이 정보에 결과를 작성하더니, 알코올 솜을 가지고 고막 체온계를 닦은 후 손을 씻는다. 병원에 몰려든 아이들이 많아 다른 아이한테도 체온계를 들고 가더니 체온을 측정하고 알코올 솜으로 다시 고막 체온계를 닦은 후 손을 씻는 반복 작업을 한다.

그 상황이 당연한 것임에도 불구하고, 다른 곳에서는 잘 지키지 않던 행동들이라 여기저기 소문을 내고 싶어졌다.

"아이 치료 때문에 이 병원 갔는데 감염 관리를 글쎄…. 이렇게까지 하더라고요."

안 그래도 모든 면에서 신뢰가 가는 병원이었는데 작은 순간 하나까지 놓치지 않고 감염 관리하는 것을 보고 역시 동네 여러 병원 중에 참 잘 선택했다는 생각이 들었다.

코로나 발생 이후 국민들의 감염에 대한 기대 수준이 많이 높아졌다. 사람들이 자주 모이는 학원, 식당 등도 블로그에 정기적으로 소독하는 모습의 사진을 게시하거나 시설 안쪽 보이는 곳에 소독 완료 문구를 게시하는 등 환경 관리에 더욱 신경을 쓰는 모습들이다. 병원 화장실 또한 화장실 청소 후 담당자의 서명이 부착된 종이가 화장실 벽면에 붙어 있기도 하고, 화장실 이용에 불편이나 문제가 있을 때 즉시 연락하라는 전화번호도 부착되어 있기도 한다.

감염은 병원 내 모든 환경에서 발생할 수 있기 때문에 사람을 치료하는 병원은 다른 곳보다 청결에 더 신경을 써야 하고 매일 주기적으로 체크리스트 등을 이용하여 병원 곳곳의 환경을 소독해야 한다.

환자에게 진단을 내리고 치료 방향을 선택하는 것은 의사의 판단과 결정이다. 많은 사람들은 병원 선택 기준을 의사의 진료에 두지만 진료와 관련된 업무를 하는 직원들의 성향과 병원 환경에 따라 진료를 보고 나서 만족감을 느껴 지속적으로 찾는 병원이 될 수도, 불만족을 느껴 더 이상 찾지 않는 병원이 될 수 있다. 의사의 진료와 상관없이 여러 이유로 인해 원치 않은 상황을 경험할 수도 있으니, 여러 상황을 종합하여 선택해야 병원 이용 시 후회하는 상황이 발생하지 않는다.

○ 치료받고 고름이 생겼어요

병원에서 주사를 맞은 후 맞은 부위가 발갛게 발적이 되거나 누르면 통증이 있는 압통이 생기는 등 염증이 생긴 것 같다는 글을 종종 본다.

근육 주사나 혈관 주사를 맞은 후 접종 부위가 통증이나 발적, 부종과 가려움증 등이 생길 때가 가끔 있다. 이런 증상은 보통 2-3일이면 사라지는데 증상이 지속적이거나 고름이 생기는 증상이 생기게 되면 주사 부위는 감염이 생긴 것으로 항생제 치료를 받아야 하거나 심한 경우 조직이 괴사되어 수술해야 하는 경우도 발생하게 된다. 의료분쟁조정중재원에 신고된 여러 사례들 중 주사를 맞은 후 생긴 감염 관련 사례들을 살펴보고 상황을 공유해 보고자 한다.

둔부 근육 주사 후 주사 부위 괴사한 사례

진료 과정과 의료 사고의 발생 경위
A씨(1980년생, 남)는 2012. 6. 27. 감기 증세로 B병원 응급실로 내원하여 비스테로이드성 해열진통소염제를 근육 주사를 맞았다. 그리고 같은 해 7월 3일 A씨는 주사 맞은 부위에 피가 고이고, 붉은 멍 자국이 커지면서 통증이 심해지자 A병원에 재내원하였고, 상세 불명의 피부염 진

단하에 항생제 및 항히스타민제, 국소용 스테로이드 연고를 처방받았다. 같은 달 15일 A환자는 주사 부위 통증이 계속되어 오래 앉아 있지 못하여 A병원 응급실로 재내원하였고, 의료진은 둔부 농양의 증하 배농술 및 항생제 등의 치료 계획을 세우고 다음 날 외래로 내원하여 치료받을 것을 안내하였다. A씨는 같은 달 17일 같은 A병원 정형외과 외래를 방문하였고, 의사는 대퇴부 연조직염으로 추정하고 약제를 처방을 하였다.

분쟁의 요지

A씨는 진료 과정에서 나타난 엉덩이 부위 괴사 증상은 B병원 의료진의 의료 과실로 인한 것임을 주장하여 병원 치료비 및 향후 치료비 600만 원, 일실이익 192만 원, 위자료 등 합계 금 4,726만 원의 배상을 청구였고, 의사는 의료 과실이 없었다고 주장하였다.

감정 결과 요지

환자가 젊고 건강한 편이며, 면역 기능 저하를 초래하는 질환 등이 없어 염증이 잘 생길 수 있는 건강 상태가 아니기 때문에 환자 측에 그 원인이 있는 것으로 보기보다는 주사 과정에서 상기의 과정 중 어느 한 부분에 문제가 있어 감염이 발생하였으리라는 개연성을 충분히 생각할 수 있다고 판단된다. B병원 의사는 2012. 7. 15. A씨가 병원에 내원하였을 때 농양 배농술의 필요성을 인식하고서도 수술 시행을 고려하였을 뿐 정작 수술 시행은 이루어지지 않았고, 같은 달 17일과 23일 내원 시에도 염증의 심각성을 인식하지 못하고, 경구 약만을 처방하였으며, 같은 달 26일 신청인이 ○○병원에서 괴사성 질환의 진단 및 수술을 권고

받았다고 말하자 비로소 염증의 심각성을 의심하고 MRI 검사를 시행하고 수술에 이르게 되었다.

처리 결과
· 화해 중재 판정

환자 A씨에게는 B병원의 병원 방문이 지연된 점 등을 설명하고, B병원 의사에게는 주사 처치 및 진단상의 과실을 설명하여 이 사건 분쟁을 원만히 해소하도록 합의를 촉진한 결과, 당사자 사이에 아래와 같은 내용의 합의가 이루어지고, 당사자들의 요구에 따라 화해 중재 판정서가 작성되었다.

B병원 의사는 신청인에게 금 700만 원을 지급하고, A씨에 대한 미납 진료비 채권을 포기하고, A씨는 이 사건 진료 행위에 관하여 향후 어떠한 이의도 제기하지 아니한다.

엉덩이 주사 외 그 부위에 아무것도 하지 않았는데 문제가 발생했으면 환자는 당연히 주사 문제로 인해 감염이 발생했을 것이라고 생각할 것이다. 그러나 병원 입장에서는 주사 과정에서 아무런 문제없이 무균술을 지켜 모든 환자들에게 동일하게 약제를 주사했는데 유독 한 환자에게서 문제가 발생했으면 원인이 단지 병원에 100% 문제가 있었다고 단정하지 않을 것이다.

보통 환자로부터 감염 사고가 신고가 접수됐을 때, 해당 지역 보건소나 관계 기관에서 문제가 생긴 약제와 일회용 의료 기구 등을 수거하여 문제가 있는지 파악하고, 투약 과정과 약제를 조제하는 장소를 점검하여 감염이 일어날 만한 행위가 있는지를 조사를 하게 된다.

조사 결과 약제나 의료 기기(수액 세트) 등에 전혀 균이 배출되지 않고 문제가 없다면, 주사제 준비 과정에서 감염에 노출됐을 가능성이 있다고 보고 양측 간 중재를 요청하게 된다. 앞에서도 언급했던 바와 같이 중재에 실패할 경우는 소송으로 진행되는데 소송은 감염균 발생 원인을 의뢰한 사람이 상대의 잘못을 입증해야 하기 때문에 그만큼 시간 소요와 준비하는 데 노력이 많이 소요되어 단시간에 해결되기가 어렵다.

정맥 주사로 교체 중 피부 외상 및 염증이 발생한 사례

진료 과정과 의료 사고의 발생 경위

환자 A(여/10세 미만)는 2018년 4월 기관지염으로 B병원에 입원하였고 의료진은 항생제와 수액 등의 정맥 주사제 투여를 위해 신청인의 좌측 팔에 정맥용 카테터를 삽입하였다. A환자에게 다음 날 정맥 주사 부위에 부종이 발생하여 B병원 의료진이 이를 제거하고 냉찜질 후 10:00경 피부 손상으로 듀오덤을 적용하였다.

A환자는 다음 날 피부과 협진을 통해 상처에 소독을 받았고 다음 날 20:00경 다른 부위의 정맥 주사가 주입되지 않아 B병원 의료진이 위 정맥 주사를 제거 후 항생제를 경구용으로 변경하였다.

B병원 의료진은 2018년 5월 상처의 피부 손상이 호전되지 않자 피부

과 협진을 통해 진료를 시행하였다.

피부과 진료 후 2일 뒤 병원 의료진으로부터 상처에 제로이드 크림(보습제) + 베아로반(염증 완화 연고) 1:1로 섞어 5~6회 바르도록 교육을 받고 퇴원하였다. 환자는 2주 뒤 B병원 피부과 외래 내원하였고, 의료진으로부터 병변 부위에 위축성 또는 비후성 반흔은 발생하지 않았고 상피 형성이 다 되었으며 과색소 또는 저색소 침착이 남을 수 있다는 소견을 받았다.

이후 A환자는 2018년 10월 일주일 전부터 발생한 접히는 부위의 피부 병변으로 B병원 피부과 외래 내원하였고 진료기록상 아토피, 알레르기 접촉성 피부염, 이 사건 상처가 많이 호전됨으로 기록되어 있다.

분쟁의 요지

A환자 측 : B병원 의료진이 이 사건 정맥 주사 부위에 반창고를 제거하는 과정 중 주의하지 않아 살점이 떨어져 흉터가 발생하였고 환절기나 건조할 때 염증이 생기며 성장해 갈수록 흉터가 커지고 햇빛을 보면 색소 침착이 심해진다.

B병원 측 : 이 사건 정맥 주사 부위에 부종이 발생하여 제거가 필요한 상황이었고 반창고를 제거하는 과정에서 이 사건 상처인 피부 손상이 발생하여 피부과 협진을 시행하였고 흉터는 비후성 혹은 위축성 반흔을 일으킬 정도는 아니고 병변 부위에 과색소 또는 저색소 침착은 남을 수 있으나 자라면서 색은 비슷하게 맞춰진다고 설명하였으며, 이후 피부과 추적 관찰을 요청하였으나 A환자가 내원하지 않아 상태를 확인할 수 없었다.

감정 결과의 요지

환자에게 발생한 피부 손상은 반창고 부착으로 인해 이미 해당 부위에 접촉 피부염이 발생하여 물집이 생겼고 이로 인해 반창고를 떼는 과정에서 물집의 지붕을 이루는 피부 부위가 반창고와 함께 떨어졌을 가능성도 있다. 반창고 부착 중 및 이를 떼어내면서 발생한 피부 손상으로 인하여 색소 침착이 발생한 것으로 보이나, 위 색소 침착이 B병원의 의료 행위 중과실로 인하여 발생한 것으로 보기는 어렵다. 팔꿈치가 접히는 부분에 보이는 피부 병변은 환아의 기저 질환(아토피, 알레르기, 접촉성 피부염)과 관계가 있고 B병원의 의료 행위가 일부 관여했을 가능성은 있으나 전적으로 이것 때문에 발생한 것으로 볼 수는 없다. 주사 부위 피부 손상 부분은 현재 호전된 것으로 사료된다.

처리 결과

· 조정 결정에 의한 조정 불성립

당사자들은 조정부로부터 감정 결과 및 이 사건 쟁점에 관한 자세한 설명을 들었으나 당사자 사이에 합의가 이루어지지 않아, 결국 조정부는 감정 결과와 조정 절차에서 당사자의 진술 등을 비롯한 앞에서 본 여러 사정들을 고려하여 다음과 같이 조정 결정을 내렸다. "B병원은 신청인에게 금 1,000,000원을 지급하고, A환자 측은 이 사건 진료 행위에 관하여 향후 어떠한 이의도 제기하지 아니한다." 이 같은 조정 결과에 관해 A환자 측이 부동의하여 조정이 불성립되었다.

소아 아이들이 수액을 맞게 되면 아이들 특성상 바늘이 빠지거나 바늘이 혈관 밖으로 이탈하여 부종이 생길 위험이 있어 어쩔 수 없이 성인보다는 테이프 고정을 단단히 한다. 그러나 너무 단단히 고정을 많이 할 경우, 주사 부위가 외부 공기와 차단되어 땀에 젖어 있거나 습기로 인해 피부가 테이프와 너무 접착되어 있어 테이프 제거 시 주의를 요한다. 특히 어릴수록 피부가 연약하기 때문에 수액을 제거해야 할 때는 더욱 주의를 요하게 되는데 아이의 피부 상태가 문제가 있을 경우는 이상 반응이 더 일어날 수도 있다.

대부분 소아에게 수액을 처방하는 병원들은 입원실을 갖춘 병원 이거나 소아 환자가 많이 이용하는 소아과 의원일 것이다. 소아는 성인과 달리 혈관을 찾을 때부터 간호사의 노련한 기술이 필요하여 성인보다 시간과 노력이 더 많이 든다. 또한 어린 소아는 바늘이 이탈되거나 문제가 생겨도 성인과 달리 의사 표현이 자유롭지 않기 때문에 기관의 직원들은 특별히 더 주의 깊게 관찰하고 관리한다. 이럼에도 불구하고 소아 환자의 주사 부위 부종이나 발적에 관한 이야기는 종종 들을 수 있다.

제시한 사례는 환아의 상태 관찰을 위해 B병원으로 내원을 요청하였으나 더 이상 병원에 내원하지 않고 조정 결과에도 부동의하여 이후 어떻게 진행하였는지 결과는 알 수 없다.

B병원 입장에서도 기존 가지고 있던 아이의 피부 문제로 인해 추가적인 해가 발생한 것으로 보이는 데다 아이의 치료 이후 상태가 괜찮아졌다는 의무 기록과 아이가 더 이상 방문하지 않았기 때문에 별문제 없다고 생각했을 것이다. 만일 간호사가 수액을 맞는 많은 아이들로 인해 시간이 없어 잘 살피지 못해 추가적인 문제가 발생했다든지, 수액을 제거

하는 과정에서 테이프를 급하게 확 잡아 뜯어내어 아이에게 상처를 입혔다든지, 수액 주사를 혈관에 놓으면서 하나의 주사기를 여러 번 사용한다든지 등 병원에서 환자에게 문제가 발생할 상황을 유발했던 행위를 할 경우라면 중재 처리 결과 과실 비율이 달라질 수 있을 듯하다.

소아 환자가 많은 곳에 가면 우는 아이들과 뛰어 노는 아이들, 보호자들까지 함께 그 장소에 있으면서 사람들이 북적대기 때문에 환자 케어를 해야 하는 직원들은 정말 정신없어 보인다. 직원들의 성향에 따라 다르겠지만, 정리가 되지 않고 어수선한 곳에서 오래 있다 보면 좋은 감정이 계속 지속되는 상태는 아닐 것이다.

오래전 경험한 일이다. 병원 주사실에서 주사를 맞기 위해 대기하고 있는데 간호사가 어느 연세가 많으신 환자에게 수액 주사를 시도하고 있는 것이 보였다. 노인 환자들의 경우 혈관 상태가 젊은 사람과는 달리 탄력성이 없어 경험이 부족한 직원은 혈관을 찾는 것이 어려워 시간이 더 소요된다.

간호사가 여기저기 환자의 혈관을 찾아보느라 **"탁탁탁"** 손등을 두드리거나 혈관이 나타날 만한 곳을 두드리는 소리가 들렸는데 몇 번을 실패했는지 **"에이 씨!"** 하는 직원의 목소리가 들린다. 환자의 혈관으로 주사를 놓을 때, 간호사가 혈관 라인을 한 번에 잘 잡고 제거할 때 조심스럽게 잘 제거하는 경우는 혈관 내 혈액이 유출되지 않아 부종이나 멍이 발생하지 않는다. 여러 번 시도하거나 혈관을 여러 번 터트렸을 경우에 혈관 내 혈액 누출로 인해 멍이 발생한다. 또 여러 번 주사를 시도한 라인 구멍으로 균이 침투할 경우 또 다른 2차 감염이 발생할 가능성도 생긴다. 수액 주사를 놓을 때 시간이 오래 걸리면 병원 직원도 그만큼 업무가 지연되어 힘들겠지만, 주사를 맞고 있는 환자 또한 그 상황이 부담스러울 것이다.

이런 이유로 어떤 병원은 간호사가 본인이 맡은 환자의 혈관 라인을 잡는 것이 어렵거나 한두 번 시도해 봤으나 실패했을 경우, 다른 간호사에게 부탁하거나 본인보다 더 경력이 많은 간호사에게 부탁하여 손바꿈하는 것을 종종 본다. 환자 입장에서 생각한다면 당연히 해야 하는 것인데도 불구하고 이런 배려가 전혀 없는 병원이 있다.

주사 부위 감염이 발생하지 않도록 예방하기 위해서는 직원이 소독과 무균술을 잘 지켜 수행하는지 어떤 절차를 가지고 어떻게 환자에게 시행하는지 잘 살펴보고 직원들이 감염에 민감한 병원을 찾는 것이 내 안전을 지키는 데도 좋지 않을까?

◯ 병원에 있으면서 감염이 생겼어요!

　대부분 입원 환자들은 기저 질환을 가지고 있는 상태에서 새로 진단받은 질병을 치료하기 위해 입원한다. 또한 입원 환자 중에서는 수술이나, 시술, 치료 등으로 인해 면역력이 떨어져 있는 상태인 환자들이 많아 감염에 상당히 취약하다. 같은 균에 노출되더라도 정상인들은 반응이 생기지 않는데 반해 면역이 저하되거나 기력이 떨어진 환자의 경우 별 병원성이 없는 미생물들에 의해서도 감염이 발생할 수 있기 때문에 감염 관리에 대한 적극적인 예방 활동이 필요하다.

　병원 감염이란 환자에게 입원 당시에 없었거나 잠복기에 있지 않았던 감염이 입원 중에 새로 발생한 것을 말한다. 병원 감염은 입원 환자의 5-10% 정도 발생하는데, 발생 시 입원 기간이 증가하고 추가적인 의료 비용이 발생하는 등 환자에게 부정적 영향을 미친다. 또한 병원 감염 발생은 입원 중 환자의 이병률과 사망률에 영향을 미치는 중요한 요소이다.

　병원을 방문하다 보면 환자 문 앞에 '접촉 주의', '공기 주의', '비말 주의', '보호 주의' 등이 붙은 포스터를 보거나 환자 차트에서 해당 문구를 본 경험이 한 번쯤 있을 것이다.
　접촉주의 표시는 옴이나 이질 같은 접촉으로 전파될 가능성이 높은 감염원에 적용하는데 이런 환자는 가능한 1인실에 격리하거나 1인실이 없는 경우, 같은 접촉 주의 환자들을 한 병실로 모아 코호트 격리를 시행한다. 환자를 대할 때는 반드시 손 씻기가 필요하고 장갑과 가운을 착용하여 환자와 접촉을 최소화하여야 한다. 또한 모든 물품은 일회용이나 개인 물품을 반드시 사용하여 환자가 사용한 물품이나 기기로 인해 다른 사람에게 전파되지 않도록 각별한 주의가 필요하다.

'공기 주의' 표시가 되어 있는 환자는 수두나 홍역 코로나 등 $5\mu m$ 이하 비말핵이 먼 거리를 이동하여 전파되는 질병에 감염된 환자에게 적용한다. 공기로 균이 전파되지 않도록 병실 문을 항상 닫아 놓고 같은 질환자끼리 코호트 격리가 가능하다. 꼭 필요한 경우가 아니라면 병실에 방문하는 것을 자제하고 공기로 인한 균이 전염되지 않도록 n95마스크 착용과 손 씻기를 철저히 해야 한다.

비말 주의 표식 환자는 폐렴, 수막염 등의 질환으로 기침, 재채기, 대화를 할 때 $5\mu m$를 초과하는 큰 호흡기 비말이 전파될 우려가 있는 환자에게 적용하는데, 1인 병실을 사용하여 격리하거나 동일한 병실에 있는 입원 환자와 1미터 이상 떨어지도록 하고 커튼 같은 가림 막을 통해 직접 접촉이 되지 않도록 주의해야 한다.

보호 주의 표식이 있는 환자는 병원체로부터 저항력이 약한 백혈병 환자, 장기 이식 환자 등 면역력이 전혀 없는 환자를 대상으로 병원 내에 있는 감염으로부터 보호하기 위해 환자를 역으로 격리시키는 것을 말한다.

의료 기관에서 가장 많이 발생하는 감염균은 무엇일까? 그 중에서도 손 씻기 기본 감염 수칙이 지켜지지 않을 때 전파가 잘 되는 접촉 주의 감염균에 대해 살펴보고자 한다.

병원 감염을 유발하는 원인은 다양하지만 그중 의료 관련 감염을 유발하는 미생물 중 다제내성균의 비율은 점점 증가하고 있으며, 새로운 항생제내성균의 출현과 국내 유입 및 확산은 감염 관리의 새로운 문제로 대두되고 있다. 특히 병원에 입원해 있는 노령자나 고위험 환자들은 전파될 위험이 크고, 발생하면 치료가 매우 어려운 데다 심할 경우 사망에 이르기 때문에 더욱 주의를 해야 한다.

다제내성균은 여러 종류의 항생제에 내성을 가지고 있어 치료할 수 있는 항생제가 몇 안 되는 세균이다. 항생제에 잘 죽지 않아 일명 슈퍼박테리아로 불리는 균을 의미하며 인도와 일본에서 발견된 뒤 영국·미국·캐나다·호주 등으로 확산된 바 있는 'NDM-1형 카바페넴내성 장내 세균'으로 요로 감염과 폐렴, 패혈증 등 다양한 감염 질환을 일으켜 환자를 사망에 이르게도 할 수 있는 균이다. 다제내성균 감염과 전파는 주로 종합 병원 등 대형 의료 기관의 문제였으나, 의료 기관의 종류가 다양해지고 의료 기관 간의 환자의 빈번한 이동, 내성균을 획득한 환자 퇴원 후 지역 사회로 내성균의 전파, 지역 사회로부터 의료 기관으로 내성균의 재유입 등으로 중소 병원에서도 항균제내성률이 종합 병원과 마찬가지로 높은 것으로 보고되었다.

다제내성균의 주요 전파 경로는 접촉이다. 환자는 접촉을 통해 다제내성균을 획득하여 증상이 동반되기도 하고 증상 없이 균을 보유하고 있는 상태가 되기도 한다. 증상이 없이 균을 보유하고 있는 상태에서도 직간접 접촉을 통해 주변 환경을 오염시키는데, 이 상황에서도 환자 간 전파가 가능하다.

의료 관련 감염에서 위험 요소인 내성균 중 법정 감염병 6종

1. 메티실린 내성 황색포도알균(MRSA; Methicillin-resistant Staphylococcus-aureus)

Methicillin 및 그 밖의 β-lactam계 항생제에 내성을 나타내는 황색포도알균이다. 황색포도알균은 폐렴, 균혈증, 심내막염, 수술 창상 감염 등 병원에서 발생하는 감염증의 중요한 원인균이다. 메티실린 내성 황색포도알균(MRSA)은 1970년대 말부터 영국과 호주 등지에서 새로운 유행균주가 등장한 이후 전 세계적으로 빈도가 증가하였다.

2. 반코마이신내성황색포도알균(VRSA; Vancomycin-resistant Staphylococcus-aureus)

Vancomycin에 내성인 황색포도알균이다. 반코마이신 내성 황색포도알균(VRSA) 감염증은 대부분 당뇨나 신장 질환 등 기저 질환이 있는 환자, 예전에 메치실린 내성 황색포도알균(MRSA)에 감염된 적이 있는 환자, 중심 정맥 등 몸속에 기구가 삽입된 환자, 반코마이신 투여 환자에게 발생할 위험이 큰 것으로 알려져 있다. 반코마이신 내성 황색포도알균(VRSA) 감염증에 걸리면 고열, 오한, 혈압 저하를 일으킬 수 있으며, 화농성 염증, 식중독, 패혈증 등 다양한 감염증을 유발한다.

3. 반코마이신내성장알균(VRE; Vancomycin-resistant enterococci)

Vancomycin을 포함한 glycopeptide 항생제에 내성을 보이는 장알균이다. 반코마이신 내성 장알균(VRE)은 1986년 처음 보고되었는데, 메티실린 내성 황색포도알균(MRSA)과 함께 병원 감염의 중요한 원인균이며, 치료가 어려운 감염 관리의 주요 대상 세균이다. 우리나라에서는 반코마이신 내성 장알균이 1992년 처음 보고된 이후 급증하여 2005~2006년도의 경우 2, 3차 병원에서는 엔테로코쿠스 페슘의 20~30%가 반코마이신 내성 장알균이다. 균이 감염증을 일으키지 않을 때에는 아무런 증상이 없지만 만약 상처에 감염되었다면, 감염 부위는 일반 항생제 치료로 잘 낫지 않고, 발적과 통증이 나타난다. 요로 감염이 생긴 경우에는 소변을 눌 때 등이 뻐근하게 아프고, 작열감을 느끼게 된다. 이외에 설사나 고열, 몸살 등의 증상이 나타날 수 있다.

4. 다재내성녹농균(MRPA; Multidrug-resistant Pseudomonas aeruginosa)

Carbapenem계, aminoglycoside계, flouroquinolone계 항생제에 모두 내성을 나타내는 녹농균이다. 원내 감염의 주요 원인균 중 하나인 녹농균은 폐렴, 균혈증 요로 감염 등을 주로 일으키며 그 외 감염 부위에 따라 피부 감염, 욕창, 각막염, 중이염, 심내막염, 폐렴, 균혈증, 수막염과 뇌농양 등을 유발하기도 한다.

5. 다재내성아시네토박터바우마니균(MRAB; Multidrug-resistant Acinetobacter baumanni)

Carbapenem계, aminoglycoside계, flouroquinolone계 항생제에 모두 내성을 나타내는 아시네토박터바우마니균이다. 녹농균과 더불어 병원 감염에서 문제가 되는 원인균 중 하나로 빠른 내성률의 증가 속도를 보인다. 다재내성아시네코박터바우마니균(MRAB)는 건강인의 경우 감염 위험이 매우 적으나 면역 저하자, 만성 폐 질환자, 당뇨 환자는 감염에 보다 취약하고 인공호흡기를 사용하거나 장기간 입원 환자는 감염의 위험성이 높아진다. 감염 부위에 따라 폐렴, 혈류 감염, 창상 감염 등 다양한 감염증을 유발한다.

6. 카바페넴내성장내세균목균종(CRE; Carbapenem-resistant Enterobacteriales)

Carbapenem계 항생제에 내성을 나타내는 장내세균목 균종이다.

일반적으로 carbapenem은 치료의 마지막 대안으로 여겨 왔으나 최근 종종 내성이 보고되고 있다. 카바페넴 내성 장내 세균은 요로 감염, 폐렴, 패혈증 등 다양한 감염 질환을 일으키는 Escherichia coli, Klebsiella pneumoniae, Enterobacter cloacae 등에서 카바페넴 계열 항생제에 대한 내성을 획득한 세균을 의미한다. NDM-1 카바페넴 내성 장내세균에 감염되면 이 항생제에 감수성 있는 장내 세균 감염증과 동일하게 패혈증, 폐렴, 요로 감염 등을 일으킨다.

다제내성균으로 감염 분류 된 환자는 다른 환자들과 격리하여야 하며 접촉 주의에 준하여 관리되어야 한다. 침습적 시술 시 균이 침입하지 않도록 무균술을 적용하고 손 위생, 보호구 착용, 환자에게 사용한 기구 및 물품 관리, 환경 관리 등이 수행되어야 한다.

손 위생

· 다제내성균 감염 환자(보균자 포함) 접촉 전후, 침습적 시술 전후,

환자의 체액이나 분비물, 배설물 및 의료 물품이나 환자 주변 환경을 접촉한 후 반드시 시행한다.
· 환자의 소변 백에서 소변을 비우거나 이동 변기 사용 같은 분비물을 다루는 상황에서는 반드시 장갑을 착용하고 장갑을 벗은 후 손 씻기를 시행한다.

보호구 착용
· 환자와 밀접하게 접촉할 상황이 발생하거나 시술 등의 행위를 시행할 때 반드시 장갑, 마스크, 가운 등을 착용해야 한다.
· 방을 들어가기 전 보호구를 착용하고 방을 나오기 전 장갑과 가운을 탈의하고 전용 폐기물 박스에 버린 후 병실 밖을 나와야 한다.

기구 및 물품 관리
환자가 사용한 기구나 물품은 재사용 전 소독 또는 멸균 처리하고 혈압계나 체온계는 가능한 환자 전용으로 사용한다.

환경 관리
환자의 주변 환경 표면에 대해 정기적으로 소독하고, 눈에 띄는 오염이 보이는 경우는 즉시 소독한다.

접촉을 통해 균이 전파되는 균에 감염되는 경우, 환자와 접촉하는 의료진과 보호자는 가운과 장갑을 착용하여 주위 전파가 되지 않도록 특별히 조심해야 하고 특히 환자와 접촉한 물건이나 환자와 접촉한 손을 통해 쉽게 오염되므로 철저한 손 씻기와 주변 환경 소독을 적절하게 시행함으로써 다제내성균 전파 차단에 노력해야 한다.

다재내성균에 취약한 환자들은 발생하게 되면 큰 사고로 이어질 수 있지만 다재내성균에 감염되었다 하더라도 균에 저항이 가능한 환자들은 대부분 별문제 없이 퇴원한다. 다재내성균인 MRSA(Methicillin-resistant Staphylococcus-aureus) 원내 감염 사례를 살펴보고 병원 내 감염 관리가 왜 필요한지 이야기해 보고자 한다.

입원 중 MRSA 감염 후 승압제 과투여 쇼크 발생 후 패혈증으로 사망한 사례

진료 과정과 의료 사고의 발생 경위

환자 A씨(1940년생, 남)는 2016. 11. 2. 혈압 저하, 전신 통증이 있어 B병원 응급실에 내원하였고, 검사 결과 '요로 감염으로 인한 만성 신질환의 급성 신손상' 진단으로 11. 3.부터 B병원에서 입원 치료를 시작하였다.

같은 해 11. 19. 환자 A씨의 체온이 38.3℃로 상승하자 B병원 의료진은 11. 21. 소변 배양 검사를 시행하여 황색포도상구균(MRSA)을 발견하였고, 11. 23. 촬영한 흉부 X-ray에서 폐부종, 폐렴 소견으로 항생제 투여하며 보존적 치료를 유지하였다.

같은 해 11. 28. 소변 검사에 따라 BUN/Creatinine(혈중요소질소/

혈청크레아티닌) 수치가 상승하고, 혈압이 감소하자 '패혈증'으로 추정 진단하였고, 지속적신대체요법(CRRT)을 실시하기 위하여 중환자실로 이동하고 항생제를 투약하며 지속적신대체요법을 유지하였으나, 12. 2. 정밀 심초음파 검사상 심박출량 감소가 확인되어 항생제 투약, 지속적신대체요법 이외에 승압제를 투여하였다.

같은 해 12. 12. 03:00 A환자의 혈압이 감소하자, B병원 의료진은 승압제 용량을 증가시키며 경과 관찰을 시행하였고, 10:38 심실세동이 발생하여 심폐 소생술을 시행하였으나, 12:40 사망하였다(직접 사인 : 패혈증, 중간 선행 사인 : 폐렴, 간접 사인 : 심부전).

A환자는 기왕력으로 2006년 지주막하출혈이 있었고, 2012년 관상동맥우회술을 받은 적이 있으며, 만성신질환 및 심부전, 완전방실차단이 있었다.

분쟁의 요지

환자 측은 B병원이 감염 예방을 제대로 하지 않아 망인을 황색포도상구균에 감염되도록 했고, 중환자실에서 지속적으로 울리는 기계 경고음을 30분 동안 방치하고, 승압제를 과다하게 사용하며, 유동식을 전혀 공급하지 아니하는 등 의료진이 주의 의무를 다하지 아니하였다고 주장한다. 반면에 B병원 담당 의사는 환자의 기저 질환 및 상태가 황색포도상구균 감염에 취약했고, 30분 동안 울린 기계음은 투석 기계의 알람으로 응급 치료가 늦어진 부분은 없었으며, 승압제 사용 및 식이 진행 등 의료진으로서는 최선의 주의 의무를 다하였다고 주장한다.

감정 결과의 요지

A환자는 내원 당시 혈소판 감소, CRP 수치 증가 등 심한 감염증으로 면역력이 저하된 상태로 황색포도상구균 감염에 취약했었다고 판단되나, B병원 의료진이 금식 조치 후 이화작용이 동반된 패혈증이 진행되는 상태에서 11. 28. 이후 시행한 지속적신대체요법에 의하여 영양이 소실되었던 것으로 미루어 볼 때 운용 미숙의 가능성이 있는 점, A환자의 금식 상태의 영양 관리가 적절하게 이루어지지 아니한 점, 그러한 상태에서 노르에피네프린을 증량시켜 투여한 점 등을 종합하여 보면, 경과 관찰상 처치들이 모두 적절하였다고 보기 어려운 측면이 있다.

손해 배상 책임의 유무

A환자는 2016. 11. 3.부터 입원 치료를 받기 시작하였고, 11. 19. 체온이 38.3℃로 상승하자, B병원 의료진은 염증 의심 소견으로 11. 21. 소변 배양 검사를 시행, 황색포도상구균임을 확인하였고, 이후 전신 상태가 점차 약화되자 11. 24. 금식 조치로 정맥 내 영양 공급을 시작하였고, 지속적신대체요법(11. 28.부터 시작) 및 승압제인 노르에피네프린을 투여한 것(11. 30.부터 투여)은 앞서 본 것과 같다. 그러나 다음과 같은 사실들, ① A환자가 요로 감염으로 인한 만성 신질환의 급성 신손상 진단을 받고 입원했는데도 불구하고 11. 14.~11. 18. 간 항생제 투여를 중지하여 전신 상태가 약화된 점, ② 11. 24. 금식 조치 후 A환자에게 투여된 영양제인 스포프리피드 투여량과 환자의 체중을 고려한 체계적인 TPN을 실시한 기록이 없는 등 A환자의 영양 관리가 적절했다고 보기 어려운 점, ③ 영양 관리가 제대로 되지 않는 상태에서 지속적신대체

요법을 적절하게 운용하지 못하여 체내의 수분 및 영양이 점차 부족한 상태에 이르게 한 점, ④ 전신의 상태가 매우 약화되어 있는 상태였는데도 불구하고 승압제인 노르에피네프린을 증량시켜 투여한 점 등, 비록 A환자의 전신 상태가 약화되는 과정 중에 외부 감염으로 원인을 정확하게 알 수 없는 황색포도상구균의 감염이 일부 작용하였다고 하더라도, 입원 치료 후 시행한 B병원 의료진의 각 단계별 조치가 모두 적절했다고 보기 어렵고, 결국 A환자가 패혈증 지속 상태로 기저 질환의 악화, 폐부종 및 심부전의 악화, 용혈성 빈혈, DIC 동반(파종성 혈관 내 응고), 영양실조 등으로 인한 저혈압의 회복이 불가능한 쇼크 상태가 진행되어 사망에 이르게 되었다고 볼 수 있다.

조정 결정에 의한 조정 성립

당사자들은 조정부로부터 감정 결과 및 이 사건 쟁점에 관한 자세한 설명을 들었으나 당사자 사이에 합의가 이루어지지 않아, 결국 조정부는 감정 결과와 조정 절차에서의 당사자의 진술 등을 비롯한 앞에서 본 여러 사정들을 고려하여 다음과 같은 내용으로 조정 결정을 하였고, 당사자 쌍방이 동의하여 조정이 성립되었다.

B병원은 A환자 측에게 금 12,339,000원을 지급하고, 신청인들은 이 사건 진료 행위에 관하여 향후 어떠한 이의도 제기하지 아니한다.

병원에 입원해 있는 환자들이 다제내성균에 감염이 되어 증상이 나타나는 경우, 환자의 상태에 따라 반응 정도가 다르고 감염 경로도 정확히 판단하지 못한다. 다제내성균에 감염된 환자들은 다른 질환에 노출되어 대부분 취약한 환자들이어서 무엇이 사망의 원인이 되었는지 판단하기 어렵다. 또한 다제내성균에 감염되었으나 메인 치료가 끝나 급성기 병원에서 요양 병원이나 기타 병원으로 이동하여야 할 경우에도 가지고 있는 다제내성균 종류에 따라 격리가 가능한 곳으로 이동해야 하기 때문에 적기에 원하는 곳으로 옮겨가는 것조차 어렵다.

많은 병원들은 원내 감염이 생기게 되면 환자를 독실이나 코호트 격리로 격리시켜야 하고 그에 따른 관리가 필요하기 때문에 병원 수익적으로 많이 손해를 입게 된다. 환자 또한 추가적인 감염으로 인해 입원 기간이 늘어날 뿐더러 다른 사람에게 전파되지 않도록 하기 위해, 환경 소독과 개인 보호구 착용, 그리고 환자의 이동이 자유롭지 않아 여간 불편한 것이 아니다.

의료 기관 내 직원들도 원내 감염이 발생하면 주위 환자들에게 전파되지 않도록 하기 위해 철저한 감염 관리가 필요하다. 어떤 병원은 환경 소독과 환자 간 전염 방지 관리가 되지 않아 격리실 옆방 환자가 같은 균에 전염되거나 다인용 병실에 있는 여러 환자에게 전염이 되는 등 환경 소독과 환자 간 전염이 되지 않도록 관리가 되지 않아 병원에 입원한 환자에게 전체적으로 전파되는 경우도 있다. 입원한 환자 입장에서는 병원에 입원하면서 생기지 말아야 할 감염이 생긴 상황이라 발생 후 병원 탓을 할 가능성이 높고, 병원 입장에서는 환자의 몸 상태가 감염에 노출이 쉽게 될 수밖에 없는 취약한 상태여서 어쩔 수 없다는 반응을 보일 수도 있다.

특히 요양 병원에 입원한 환자는 거동이 불편하거나 기력이 떨어진 장기 환자들의 입원이 많고 공동 간병을 이용하는 경우가 많아 다재내성균 발생 시 적극적인 관리가 필요하다.

입원이 필요한 병원을 찾거나 그런 병원에 입원해 있다면 의료 기관이 감염이 발생한 환자 관리를 어떻게 하고 있는지 살펴보는 것이 중요하다. 병원이 환자 감염을 최소화하기 위해서 환자를 조기에 발견하여 환자를 격리하는지, 손 위생 및 보호구 착용, 환경 관리 등을 포함한 적절한 예방 지침을 시행함으로써 감염과 확산을 예방하는지 관찰하고 선택하자.

부록

수액 속도 계산법

환자 안전사고 보고 학습 시스템

의약품 검색

부록 1. 수액 속도 계산법

수액 속도 계산법

gtt는 분당 떨어지는 방울 수, 1cc = 20방울(외우기)

1gtt는 1분당 1방울, 20gtt는 1분당 20방울

$$시간당 주입량(ml/hr) = \frac{총 주입량(ml)}{주입시간(hr)}$$

$$1분당 방울 수 (gtt/min) = \frac{시간당 주입량(ml/hr) \times 20gtt}{60min}$$

$$1방울 점적 시 소요 시간 = \frac{60sec}{1분당 방울수(gtt/min)}$$

주사를 맞기 위해 수액과 혈관을 연결하는 수액 라인을 사용하게 되는데 한국에서 사용하는 모든 수액 라인 포장에는 1cc는 20방울이라는 기록이 작성되어 있다. 1cc= 20gtt

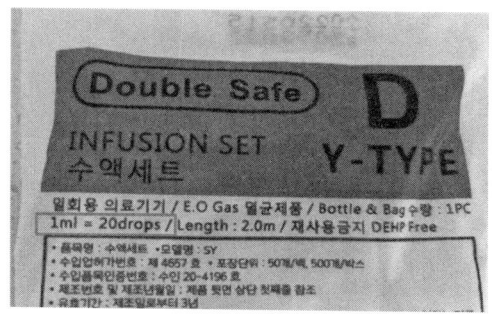

① 60초당(1분)에 10방울을 투여하게 한다면 1방울은 6초에 한 번 속도로 투입

$$10\text{gtt} = 1\text{분당 } 10\text{방울} = \frac{60\text{초}}{10\text{방울}} = 6\text{초에 한 방울}$$

② 60초당(1분)에 20방울을 투여하게 한다면 1방울은 3초에 한 번 속도로 투입

$$10\text{gtt} = 1\text{분당 } 20\text{방울} = \frac{60\text{초}}{20\text{방울}} = 3\text{초에 한 방울}$$

(응용 예시)

1. 동네 내과에서 비타민 수액을 맞는데 100cc 수액을 1시간만 맞으면 된다고 한다. 100cc 수액이 1시간 만에 끝나게 하려면 몇 초에 한 방울 들어가도록 수액을 설정해야 하나?

① 1분당 방울 수 계산

$$\frac{100cc \times 20gtt}{60min} = \frac{2000gtt}{60min} = 33.333(gtt/min)$$

1분에 33.3방울

② 1방울 점적 시 소요 시간 계산

$$\frac{60sec}{33.3} = \text{약 1.8초에 한 방울}$$

2. 500cc의 포도당 수액을 2시간 맞는다고 한다. 2시간 동안 500cc 포도당을 끝내게 하려면 몇 초에 한 방울 수액이 떨어지게 조절해야 할까?

① 한 시간에 몇 cc 포도당 수액이 들어가야 하는지 시간당 주입량 계산

$$\frac{\text{총 주입량(ml)}}{\text{주입 시간(hr)}} = \frac{500(ml)}{2(hr)} = \text{1시간 } \mathbf{250cc}$$

② 1분당 방울 수 계산

$$\frac{250cc \times 20gtt}{60min} = \frac{5000gtt}{60min} = \frac{83.333(gtt/min)}{\text{1분에 83.3방울}}$$

③ 1방울 점적 시 소요 시간 계산

$$\frac{60sec}{83.3} = \text{약 0.7초에 한 방울}$$

1분당 방울 수 gtt만 계산이 되면 1방울 점적 시 소요 시간은 바로 계산된다.

$$\frac{\text{시간당 주입량(ml/hr)}}{3} = \text{(gtt/min)}$$

· cc를 gtt로 변환하는 방법 = 시간당 들어갈 cc 나누기 3을 하면 gtt 수가 나옴.

(예시)

두 시간에 250cc 비타민 수액을 맞는 환자는 2시간 동안 수액이 완료되도록 하려면 몇 초에 한 방울로 수액을 조절해야할까?

$$\frac{125(\text{ml/hr}) : 1\text{시간에 들어갈 양}}{3} = \text{약 42gtt}$$

$$\frac{60\text{sec}}{42} = \textbf{1.42초에 한 방울}$$

부록 2. 환자 안전사고 보고 학습 시스템

병원 선택과는 상관없지만 환자 안전과 관련된 정보를 얻을 수 있는 몇 가지 사이트 정보를 공유하고자 한다.

의료 기관 평가 인증원 내 환자 안전 보고 학습 시스템 콘텐츠가 있다. KOPS는 Korea, Patient, Safety의 약자로 의료 기관들이 자발적으로 환자 안전 시스템을 구축하고, 환자 안전사고에 대하여는 국가 차원의 정보 수집 및 학습 체계를 통해 국민들이 안심하고 이용할 수 있는 안전한 의료 기관을 만드는 목적으로 2017년부터 운영되고 있다.

200 병상 이상의 병원급 의료 기관 및 종합 병원의 장은 다음과 같은 안전사고 발생 시 보건복지부 장관에게 그 사실을 지체 없이 보고해야 하고(환자안전법 제14조), 그 외 발생된 환자 안전사고는 개별 의료 기관의 환자 안전 전담 인력 또는 기관의 장, 보건 의료인, 환자 및 보호자 등 보건 의료 서비스를 제공하거나 제공받는 사람 누구나 자율적으로 보고가 가능하다. 보고는 KOPS 사이트에 직접 작성이 가능하며, 환자 안전 보고서 서식을 다운로드 받아 보고 학습 시스템 운영 기관(의료 기관 평가 인증원)에 전자 우편, 팩스, 우편 등으로도 신고할 수도 있다.

의무 보고 기준

1. 설명하고 동의를 받은 내용과 다른 내용의 수술, 수혈, 전신 마취로 환자가 사망하거나 심각한 신체적·정신적 손상을 입은 환자 안전사고가 발생한 경우
2. 진료 기록과 다른 의약품이 투여되거나 용량 또는 경로가 진료 기록과 다르게 투여되어 환자가 사망하거나 심각한 신체적·정신적 손상을 입은 환자 안전사고가 발생한 경우
3. 다른 환자나 부위의 수술로 환자 안전사고가 발생한 경우
4. 의료 기관 내에서 신체적 폭력으로 인해 환자가 사망하거나 심각한 신체적·정신적 손상을 입은 경우

대부분 100병상 이상 병상수가 되는 의료 기관의 환자 안전 전담자들이 이용하고 있지만, KOPS는 기관에서 보고된 환자 안전사고를 분석하여 다른 기관에도 동일한 사고가 발생하지 않도록 안전 주의 경보를 내리거나 환자 안전사고 예방 절차 등을 공유하여 의료 기관에서 쉽게 이용할 수 있도록 정보를 제공하고 있고, 또한 환자 안전 정보 소식지도 발행하여 환자 보호자들에게도 유익한 정보를 제공 중이다.

KOPS에서 발령되는 환자 안전 주의 경보는 실제로 의료 기관에서 발생되는 사건들을 분석하여 발령되는데 내가 의료 기관을 이용하면서 생길 수 있는 안전사고에 관한 내용들이어서 의료 기관을 방문하기 전 알아두면 좋을 정보들이다.

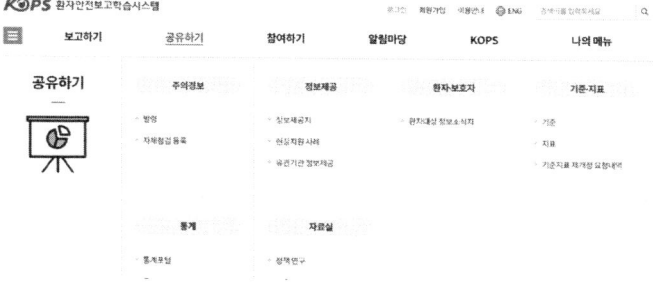

출처 : KOPS 환자안전보고학습시스템 : https://www.kops.or.kr

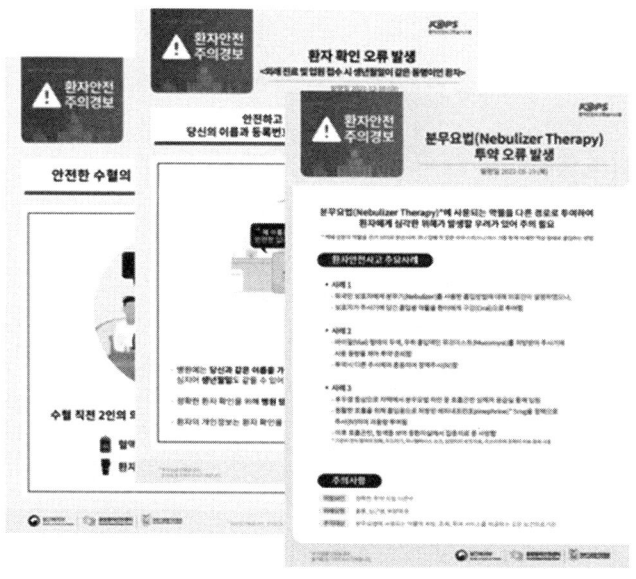

출처 : KOPS 환자안전보고학습시스템 : https://www.kops.or.krKOPS 환자 안전 주의 경보

부록 3. 의약품 검색

가끔 약물을 처방받았는데 무슨 약인지 확인이 안 될 때가 있다. 약 봉투에 약물이 그대로 보관되어 있어서 봉투에 그려진 약물 모양, 약물 이름과 효과를 보고 약물을 확인할 수 있으면 다행이지만, 약물만 보관되어 있을 경우나 약물을 잘 알지 못할 때는 약물 검색이 필요하다. 그럴 경우 유용하게 사용할 수 있는 사이트를 소개하고자 한다. 단, 약물 검색이 필요한데 약물의 유효 기간이 확인되지 않을 경우는 약물 복용 시 주의가 필요하다. 유효 기간이 넘은 약물 복용으로 인해 또 다른 해가 발생하지 않도록 주의해야 하며 반드시 유효 기간이 확인된 약물만 복용해야 한다.

약학정보원 식별 검색(https://www.health.kr)
킴스온라인 의약품 식별(http://www.kimsonline.co.kr)
네이버 의약품 사전(https://terms.naver.com/medicineSearch.naver)

약품 정보 검색은 어떤 정보는 회원 가입을 해야 보이기도 하고 어떤 정보는 회원 가입 없이 바로 검색이 가능하다. 약품 식별로 약물 이름을 검색하고 검색 창에 약물 이름을 작성하면 약물에 대한 효능, 효과와 용법, 금기 사항 및 주의 사항 등 정보를 찾아볼 수 있다.

출처 : 킴스온라인(www.kimsonline.co.kr) 의약품 식별

Epilogue

어느 병원 가야 돼? 어디가 유명해? 어디가 잘한대?

병원에서 일하다 보니 주변에서 자주 듣는 질문이다.
주변 지인들이 어디가 아프면 하는 질문은 정해져 있었다.
"어느 병원 가야 해?",
"어디가 유명해?",
"어디가 잘한대?"

대학 병원에 입사하여 20년이 넘게 근무하는 동안 어디가 아프면 내가 일하는 병원에서 진료를 받았다. 병원에서 진료받던 특정 전공과목이 없어지고, 또 신뢰하며 진료받았던 의료진의 이탈로 어쩔 수 없이 다른 의료 기관들을 방문하게 되었다. 내가 다니는 병원이 아닌 여러 병원에서 진료받으러 다녀 보니 만감이 교차한다. 시설은 매우 좋은데 직원이 불친절하거나 혹은 의료 체계가 없는 곳도 있었다. 의료 기관으로서 시설과 환경이 전혀 관리가 안 되는 곳들도 있었다. 반대로 어떤 곳은 병원 규모는 작지만 대학 병원보다 시스템과 체계를 잘 갖추고 있어서 주변에 추천하게 되는 곳도 보였다.

이 책을 쓰게 된 이유는 이런저런 병으로 좋은 병원을 찾아 고민하는 사람들에게 도움을 주고 싶기 때문이다. 나에게 맞는 넘버 원 병원을 찾기 위해 여러 병원에 진료를 받으러 다녔다. 오랫동안 방치한 켈로이드 주사 치료를 위해 집 근처 피부과 병원을 가게 되었다. 직원은 나를 주사실로 안내하고 침대에 누워 잠깐만 기다리라고 한 후 바로 사라진다. 이미 나는 주사 맞을 부위를 노출시키고 누워 있었다. 한참 기다려도 아무도 오지 않는다. 시간이 너무 지난 것 같아 시계를 보니, 20분 이상을 그냥 누워 있었다. 나는 "음 이건 좀 아니지"라는 생각을 하고 있었다. 일어날까 말까 고민을 하는 차에 의사가 들어왔다.

다급히 의사가 장갑을 낀 채 약물을 손에 들고 들어와서는 누워 있는 나에게 "이 부위군요?" 하면서 주사약을 주입한다. 나에게 생긴 켈로이드는 사이즈가 많이 커서 주사를 한 곳만 놓는 것이 아니라 보통 켈로이드 영역 4-5곳을 주사한다. 여러 주사를 맞아 봤지만 켈로이드 주사는 약제가 주입되는 동안 피부가 찢어지는 듯한 통증이 있어 맞을 때마다 너무 긴장된다. 긴장감과 통증 때문에 정신은 없는데 의사는 내가 준비할 겨를도 없이 알코올 솜으로 피부 소독도 하지 않고 바로 병변에 약물을 주입한다. 그 이후 몇 번의 추가 주입에도 알코올 솜으로 피부를 닦지 않고 치료한다. 주사 치료를 끝내고 나니 그때서야 바늘 찌른 곳의 피부에서 나온 혈액을 보고 직원이 들어와 마무리해 준다. 오랫동안 병원에서 근무했지만 알코올 솜으로 닦지 않고 주사 주입을 하는 건 처음 경험해 봤다. 그 즉시 이야기했어야 했는데 통증 때문에 경황도 없었고 의사는 벌써 다른 환자 진료를 본다며 사라진 뒤였다. 이렇듯 여전히 많은 병원들이 기본을 지키지 않는다.

2010년 의료 기관 평가 인증(병원 평가)이 시작되고 기관 내 여러 분야에 평가 기준을 두고 기관들을 조사하고 있다. 그렇지만 의료 기관 평가 인증이 강제에 의한 평가가 아니다 보니 전체 의료 기관이 모두 수검을 받는 것이 아니라 기관의 필요에 의해 신청 기관만 시행한다. 그런 이유로 평가만을 위한 관리를 하고 있는 병원들도 존재하고, 평가가 완료되면 평가 때 지켜졌던 절차와 체계를 유지하지 않다가 평가 때만 다시 시행하는 병원들도 있다. 병원을 내원하면서 겪는 여러 문제는 의료 기관에서 시행해야 할 기본 절차를 지키지 않아 발생하는 문제들이 대부분이었다. 병원이 기본적으로 지켜야 할 규칙들을 지키지 않아 환자의 안전을 해치고 기본 감염 관리마저 지키지 않는 기관들도 있기에 이런 기관들은 강제적으로 관리가 필요할 것이다.

'그때 그 병원 가지 말고 다른 데 갈걸⋯.'

매일 새로운 병원이 생겨나고, 있었던 병원들이 폐원하기도 한다. 어떤 기관을 찾아 진료를 받아야 하는지, 어떤 선택이 옳은 선택이었는지 병원 선택에 있어서는 여전히 고민에 빠진다.

앞으로 안심하고 진료를 받을 수 있는 병원, 입구에서부터 웃으면서 들어가서 웃으면서 나올 수 있는 병원, 진료받은 후 만족감이 넘치는 병원이 점점 늘어가기를 바라면서 미래에는 대한민국 어느 병원에서 진료받아도 그곳이 NO. 1 병원이기를 기대해 본다.

참고 자료

법제처(https://www.moleg.go.kr)
한국의료분쟁조정중재원(https://www.k-medi.or.kr)
건강보험심사평가원(https://www.hira.or.kr)
중앙응급의료센터(https://www.e-gen.or.kr)
KIMS 의약정보센터(https://www.kimsonline.co.kr)
KOPS 환자안전보고학습시스템(https://www.kops.or.kr)
협력 기관 간 진료 의뢰·회송 시범 사업 지침 2022 보건복지부 건강보험심사평가원
예방 접종 후 이상 반응 관리 지침 2022 질병관리청(KDCA)
박선희. (2018). 의료 기관에서의 다제내성균 관리. Journal of the Korean Medical Association, 61(1), 26-35.
다제내성균 감염 관리 지침 2012 질병관리본부
의료 기관의 감염 관리 제5판 2017 한미의학
의료 관련 감염 표준 예방 지침 2017 질병관리본부
법정 감염병 진단, 신고 기준 2017 질병관리본부
KTAS 한국형 응급 환자 분류 도구 – 제공자 교육 매뉴얼, 2019, 군자출판사
최고의 인재는 무엇이 다른가 박봉수 2019 원앤원북스
급성기 병원 인증 조사 표준 지침서 4주기 보건복지부 의료 기관 평가 인증원
의료 기관 화재 안전 매뉴얼 2022 보건복지부

추천사

의료 현장의 경험을 재미있는 사례를 이용하여 병원을 찾는 사람도, 병원을 운영하는 원장에게도, 병원에서 일하는 직원에게도 한 번쯤 읽어 볼 것을 강력히 추천한다.

의료인이 환자가 되어 생생히 겪은 경험은 의료 공급자와 소비자 양쪽의 입장을 모두 이해하게 된다. 최근 강조되고 있는 환자 안전과 환자의 권리를 통하여 병원의 선택 기준을 제시하고 있다. 아파보지 않고 환자의 심정을 이해하지 못한다. 수없이 많은 병원이 있지만 환자 입장을 이해하며 진료하는 병원과 그렇지 못한 병원의 결과가 얼마나 다른지 설명하고 있다. 대학 병원과 의원 그리고 환자의 경험을 통하여 역지사지의 입장에서 최선의 방향을 제시하고 있다.

인제대학교 서울백병원 **염호기 교수**

개업의의 입장에서도 우리나라 의료 체계를 다 이해하기는 쉽지 않은데 이 책을 읽음으로써 참으로 쉽게 전반적 의료 상황이나 의료 체계를 이해하게 되었습니다.

또한 병원을 경영할 때의 자세나 문제점들을 더 잘 인지하게 되어서 본원의 체질 개선에도 큰 도움이 되었습니다.

글쓴이의 현장 경험을 바탕으로 생생하게 쓰여진 글을 읽다 보면 일반인의 입장에서도 아주 재밌게 우리나라 의료 체계에 접근할 수 있을 것 같습니다.

평소 어렵고 딱딱하게만 느껴졌던 여러 사실들을 쉽고 재미있고 꼭 필요한 내용을 기술해 주셔서 의료인이건 비의료인이건 모두 한 번씩을 읽어야 할 필독서라 생각하고 추천드립니다.

유앤미 클리닉 강남 본점 **정창호 대표원장**

다양한 주제와 실제 사례를 바탕으로 한 정보 제공으로 읽는 사람으로 하여금 재미와 정보를 동시에 얻게 하는 책이다.

의료인이었던 본인이 환자가 되어 경험한 사례를 읽어내려 가는 동안, 현직 의사인 나는 환자들이 느끼는 생각과 감정을 직접적으로 공감하며, 특히 앞으로 의료인이 되고자 하는 학생들이 의료인이 갖추어야 하는 직업적 소양감을 간접적으로나마 이 책을 통해 깨달았으면 하는 바람으로 이 책을 추천한다.

현대의 정보 홍수 속에서 의료 정보는 국민 모두가 의료 소비자가 되어 많은 정보가 책뿐만 아니라 인터넷을 통해 쉽게 공유되어진다. 이런 과정 속에서 정확하지 않은 정보는 무분별하게 환자들에게 제공되어 의료진과의 신뢰 형성에 부정적인 영향을 미치며, 그 결과로 인해 환자의 치료 효과가 감소될 수 있다. 하지만 이 책은 경험과 근거를 바탕으로 정확한 정보를 제공하여 의료 서비스를 선택하는 사람들에게 합리적이고 이성적인 판단을 할 수 있는 나침반 같은 역할을 할 것으로 생각된다.

조선대학교병원 **이준영 교수**

사람들은 병원을 선택할 때 주위 여러 정보를 습득하고 결정한다. 그리고 대형 병원 위주로 유명한 곳을 찾기 마련인데 이 책은 어떤 병원을 선택해야 하는지에 대해 다시 생각하게 만든다.

환자들이 선택하는 병원은 환자가 안전한 병원, 그리고 병원 위주가 아닌 환자 위주의 진료를 하는 병원이라는 것을 알고 있음에도 불구하고 사례를 통한 설명은 일상에서 쉽게 볼 수 있는 일인데도 '아! 그렇지.' 하게 된다.

책 안에 수록된 저자의 여러 진료받았던 경험 사례를 통해 병원 운영하면서 어떻게 구체적으로 적용을 시켜야 하는지 쉽게 이해할 수 있었고, 병원 운영에 적용시킬 새로운 아이디어도 생겼다.

이 책은 의료 기관에 대해 잘 모르는 사람들에게 많은 정보를 제공하고 있어 더할 나위 없이 좋지만, 새로 개원을 준비하는 원장님들에게 그리고 지금 운영하고 계신 원장님들에게도 좋은 병원이 어떤 병원인지 여러 경험을 나누고 있어 적극 추천한다.

우리들치과 원장 **이원형**

의업을 시작한 후 또한 현재 1차 의료를 담당하는 개원의로서 하는 고민 중 하나는 환자에게 어떤 치료를 하는 것이 가장 적절한가 하는 것입니다. 교과서적인 치료 방법인지, 부작용은 심하지 않은지, 효과는 얼마나 좋을지 등을 고려하게 되는데. 이런 판단을 위해 제가 선택한 대원칙은 "내 가족이면 어떻게 할 것인가?" 하는 것입니다. 만약 나의 소중한 가족을 치료한다면 좀 더 고민하고 가장 적절한 치료 방법을 선택할 것입니다. 그렇다면 반대로 몸이 아픈 환자 입장에서는 어떤 병원을 선택하면 좋을까요? 나를 가족같이 대해 줄 병원이면 좋지 않을까요? 아픈 몸을 믿고 맡길 가족 같은 병원을 선택하고자 하는 사람들에게 꼭 이 책을 추천합니다.

아름신경외과 원장 **김상효**

일생을 살아가다 한 번 정도는 경험하게 되는 변화 중 하나는 질환을 발견하게 되면서 병원을 찾게 되는 것이다. 낯선 경험과 질환에 대한 불안 때문에 병원 선택에 신중하게 되지만 사실 그 기준이 애매하거나 잘 모르는 경우가 많다. 대부분의 사람들은 병원 선택 전 주변의 지인들에게 문의하게 되는 경우가 많으며 답을 해 주는 주변 지인들 역시 단순한 병원의 이미지나 본인의 병원 경험을 토대로 설명해 주는 정도에 그치는 경우가 많다.

학교나 학원을 선택하기 전에도 관련 내용을 설명해 주는 많은 책자를 중심으로 결정하지만 병원에 대한 선택 기준이나 현 상황에 대해 설명해 주는 책은 기존에 없었다. 본 책을 통해 일반인이 경험할 수 있는 보건 안전에 대한 새로운 영역의 가이드북이 될 수 있을 것 같아 기대가 크다.

(사) 생활보건안전연합 **허방글 대표**

진료를 하다 보면 환자들에게 종합 병원이나 상급 종합 병원으로 진료를 권해야 하는 경우가 많다. 이런 상황에서 환자들이 고민하게 되는 것은 자신의 질환에 대한 중증도와 미래에 대한 불안감뿐 아니라 어느 병원을 결정을 하고 찾아가야 하는 것이다. 특히 상대적으로 병원에 대한 정보가 적은 지방에서는 이러한 고민이 크다.

이러한 고민의 끝에 환자들의 병원 선택 기준이 단순한 정보를 통해 결정하는 경우를 많이 보았다. 예를 들어 본인들이 자주 들어 봤던 병원이거나 방송 매체를 통해 많이 만났던 의사가 있는 병원이 되는 경우이다.

지방의 작은 병원에서 환자를 진료하면서도 많은 것들을 고민하고 최고의 의료 서비스를 제공하기 위해 노력하게 되는데 환자들은 무엇을 고민하고 결정해야 하는지 그 기준이 명확하지 않은 경우가 많아 안타까웠다.

환자들 입장에서 이 책을 가까이에 놓고 충분히 공감하면서 필요할 때 꺼내어 읽어 보면 좋은 기준점이 될 것으로 판단된다.

내과 전문의 **이진호**